JN294633

健康の基本

心と体を健康にするカンタン習慣63

鳴海周平

［監修］帯津三敬病院名誉院長・帯津良一

ワニ・プラス

まえがき

こころとからだの健康について、地元北海道の情報誌へ連載を始めてから、ちょうど十年が経ちました。

昨年から、この連載のエッセンスをブログやツイッターで発信していたところ、ご覧いただいた皆様からたくさんの嬉しい反響をいただき、また書籍として出版したいというご要望も多数頂戴しました。本当に嬉しい限りです。

そもそも私が健康について興味を持ち始めたのは、子どもの頃から可愛がってくれた曾祖母《そうそぼ》（ひいばあちゃん）の腰痛を何とか楽にしてあげたい、と思ったことがきっかけです。

その後、学生時代に出会ったヒーリングなどを通じて、医者ではなくても健康の役に立てる方法がたくさんあることを知り「心身に良い」とされる様々な健康法について学ぶ中で「病気になってからではなく、病気にならないための生活習慣とこころがけが大切だ」という確信に至りました。

また健康にはからだだけでなく、こころも大きく作用しています。「こころとからだの両面から健康のお役に立ちたい」という現在の活動理念は、こうした想いが原点になっています。

そしてもう一つ。私が大切な理念としていることに「自然の摂理に適《かな》った生活」があります。

これは「人間は自然の一部であり、自然のリズムに合った生活を送ることや、自然の摂理に適った食べものなどによって、心身ともに本来の健康体となることができる」という想いからの理念です。


本書に掲載している「健康のヒント」は、こうした理念のもとで、私が今まで出会った健康に関する情報の中から、実際に行ってみて「これはお勧めできる」とこころから感じたものや、尊敬する先人たち、元氣な長寿者の方々、自然界の法則から学ばせていただいたことなどを紹介しています。

また、人間をまるごと診《み》る「ホリスティック医学」の第一人者である帯津《おびつ》三敬病院名誉院長の帯津良一先生には、本書の監修者として、各章に貴重なコメントを頂戴しました。巻末には帯津先生との対談も掲載していますので、併《あわ》せてお楽しみください。

なお、私は医師ではありませんので、本書の内容はあくまでも私自身にとって良かったものであること、理論上は上手く説明できないものも含まれていることをご承知おきのうえ、ご参考にしていただけたらと思います。

また、本書では「気」を「氣」という文字に統一していますが、これは中にある「米」が私たちにとって生命力の源であること、そして八方に光を放つ太陽を表していることを大切に表現したいと思ったためです。

なかには同じような情報を章をまたいで紹介していることもありますが、その箇所はそれほどにお伝えしたい内容であるとご理解いただけましたら幸いです。

このたびこうしてご縁をいただきましたことに感謝を申し上げますと共に、本書がお役に立てますことを心より願っております。

目次

Contents

第二章　快食のコツ

第三章　漢字が教えてくれること

第五章　先人たちが教えてくれること

第六章　長寿者に学ぶ健康のコツ

第七章　自然が教えてくれること

第一章　からだが教えてくれること

ヒント1

顔をこすると内臓が元氣になるわけ

顔色を見ると、その時の体調がわかります。それは、顔色には内臓の状態が反映されるから。内臓が元氣だと顔色も元氣そうに見える、というわけです。

では逆に、顔色を良くしてみたら内臓も元氣になるのではないでしょうか。

中国・清の時代に出された『養生随筆《ようじょうずいひつ》』という書物があります。

この書物には「朝起きてまず顔を洗うが、そのほか食後、昼寝後、夕方と、いつも習慣にした方が良い。何故かというと顔は五臓が現れる場所だから、何回も洗うことは五臓を元氣づけることになる」と記されています。

五臓というのは内臓全般のことを指しているので、内臓の状態が顔に出ているのであれば、逆に顔色を良くすることで内臓も良くなる、ということなのです。東洋医学の「ツボ」という考え方も、からだの各所とつながりの深いツボを刺激することで、関連している箇所の「氣の流れ」を良くするというものですが、たくさんのツボが集まっている「顔」をこすることも、広範囲のツボ刺激と考えられます。

ちなみに、私は朝起きてすぐに「ひとこすり」し、その後寝るまでに五、六回こすっていますが、からだの内側から温かくなるのが実感できます。内臓が元気になっている証拠ですね。

「両手で顔をこするだけ」という、いつでもどこでも簡単にできる、とても手軽な健康法です。

顔色がいい人は健康です。だったら、内臓を元気にするには顔色をよくすればいいのです

ヒント2

心身が弛むと氣の通りが良くなる

体調が良い時のからだは、どこにも偏《かたよ》った力が入らずに、リラックスした自然体の状態です。

ところが、どこか不調の箇所があると、その箇所の周りや背中が硬《かた》く凝ったようになっています。

そしてそんな時は、からだとつながっているこころも何となく硬くなっていますし、こころが硬くなっている時も、からだのどこかに影響が出ているものです。

こころとからだが弛《ゆる》むと、氣がスムーズに流れ出し、自然治癒力が高まって不調の箇所は消えていきます。

●からだを弛める

肩幅くらいに足を広げて立ちます。首や肩、腰、膝などに力を入れずに、なるべくダラ～ッとしてください。

そのままゆっくりと息を吐きながら、両手をブラブラと振って、その動きにつられるようにして全身もなんとなくブラブラさせます（そのまま海中で揺れるワカメのようになってもOKです）。

コツは、あまり考えずに「適当」にやること。こうでなくてはならないというやり方はありませんので、いちばんリラックスできる振り方、揺れ方を自分なりに発見してください。要はからだが弛めばいいのです。

●こころを弛める

宇宙の法則などについてたくさんの著書を持つ小林正観《こばやしせいかん》さんは「許す、と緩（弛）ます、は同じ語源だから、人を許すとからだも弛むのです」とおっしゃっています。

たしかに「あの人がこう言ったから、こうなってしまった」とか「あの人がこんなことさえしなければ、こうはならなかったのに」とか、いつも周りの人に批判的な言葉を投げかけている人は、常に神経が張ってピリピリしているので、からだはいつも緊張状態でしょう。

「許すことは弛ますこと」、そう思うと、あまり腹を立てるのは何だかもったいなく思えてきませんか？

自分にも他人にも「いい加減」は「良い加減」と思って、常にこころとからだを弛ませていたいものです。

こころとからだを弛めると、氣はスムーズに流れます

ヒント3

内臓どうしの隙間が教えてくれること

人間を丸ごと診るホリスティック医学の第一人者である帯津良一先生は、外科医として数えきれないほどの手術に立ち会いながら、臓器と臓器の間にある隙間の存在を、いつも不思議に思っていたそうです。

そして辿り着いた答えは「この隙間にこそ生命の本質があり、大きなエネルギーが潜んでいる」ということ。臓器と臓器は孤立して存在しているのではなく、隙間という空間を通じてつながりを持って、からだ全体としての秩序を創り上げているという考え方です。

隙間、空間というものがとても大切な意味を持っている、というわけです。

もっとミクロの世界でも、じつは同じ状態を確認することができます。

一つ一つの臓器を構成している細胞を、さらに原子のレベルまで小さくしてみます。

すべてのものの素《もと》となる原子は、原子核の周りを電子がグルグルと回ってできているのですが、原子核の大きさをリンゴだとすると、周りを回転している電子との距離は、なんと十キロメートルにもなるそうです。

つまり、原子の九九％は「隙間」で、この隙間をなくしてしまうと我々人間は、計算上では針の先くらいの大きさにしかならない、ということですから、本当に隙間だらけの存在なのです。

そう考えると、お腹いっぱいに食べることや、スケジュールをギュウギュウに詰めることなどは、自然の摂理に適っていない状態だということがわかります。

余裕やゆとりを持つこと、ゆっくりのんびりと生活することが、健康のためには必要なのです。

内臓と内臓の間にある隙間にこそ、大きなエネルギーの源があります。生命の本質はこの空間にあるのです

ヒント4

口は一つで耳は二つ

昔からよく「聴き上手は話し上手」と言われます。

たしかに、自分の話を、相づちを打ちながら真剣に聴いてくれる人といるだけで、とても満たされた氣持ちになるものです。

逆に、どんなに話し上手な人でも、こちらが一方的に聞き役だった時には、何となくスッキリしない感じがしませんか?

江戸時代に『養生訓《ようじょうくん》』という本を著した貝原益軒《かいばらえきけん》さんは、著書の中で「日頃から元氣を消耗しないように氣をつけて、しゃべり過ぎず……」と述べています。

「しゃべり過ぎ」も氣を消耗する原因になる、というのは納得できる話です。

また「沈黙は金、雄弁は銀」ということも、昔からよく言われてきた言葉です。

私の祖父はとても寡黙で、滅多にしゃべらない人でしたが、その分ひと言にたいへんな重みがありました。ボソッと何かつぶやくたびに「あ、じいちゃんがしゃべった!」と、子ども心にも大きな存在感を感じたものです。

自分がしゃべり過ぎずに、相手の話をよく聴く心がけを持つことは、相手を氣持ちよくさせるだけではなく、自らの氣を消耗しないというメリットもあるということ。

しかも、ひと言に説得力がつく、というオマケまでついています。

からだのつくりが「口が一つで耳は二つ」というふうにできているのは、「話すことより聴くこと」の大切さを、自然の摂理が私たちに教えてくれているように思います。

自分が話すことの二倍、相手の言葉に耳を傾けることです

ヒント5

腹時計にたよろう

お腹が空くと、グーッという音が鳴ります。この音は「何か食べものを入れてくださーい」というからだからの合図なので、ご飯はこのタイミングで食べることが理想です。本当にお腹が空いた時だけ教えてくれる、という健康管理の面でもたいへん高性能な腹時計ですが、その仕組みはいったいどうなっているのでしょうか。

食べものを口にしない時間が一定時間経過すると、小腸は消化ホルモンを出して胃を収縮させ、胃の中に残っているかもしれない食べものを受け入れようとします。この時にグーッと音が鳴る、というのが腹時計の仕組みです。

からだが食べものを欲求しているのですから、ここで食事を摂ることが自然の摂理に適《かな》っていることになります。

「少食」が長寿遺伝子を活性化させる条件であることは様々なデータでも明らかになっていますが、さらにこの遺伝子に力を発揮してもらうためには「空腹」という条件も必要になります。空腹は、人間が本来持っている食欲を満たすことができない、という飢餓《きが》感を本能的に感じさせてくれるため、根源の生命力を沸き立たせてくれるのです。

その結果、からだがどんどん元氣になっていく、という良い循環ができあがります。

腹時計は食事時を知らせてくれると共に、鳴るたびに心身が元氣になっていく嬉しい合図でもあるのです。

腹時計が鳴るたびに、私たちは元氣になっています

ヒント6

鼻は呼吸器、口は消化器

東洋医学では「鼻は肺や気管支と同じ呼吸器の仲間」「口は胃や腸と同じ消化器の仲間」と考えます。

空気が入ってくる肺や気管支は「鼻」に通じていますし、食べものを消化吸収する胃腸への入り口は「口」です。食べものが器官に入るとむせるのは、本来の役割と違うところに入り込んできたためで、からだの自然な反応なのです。

鼻は瞬間的に、入ってくる空気の温度と湿度を変換して一定にし、空気中の埃や雑菌を毛や粘膜で取り除いてくれる「超高性能フィルター」でもあります。

また、口は食べものを咀嚼《そしゃく》することで唾液を分泌し、消化吸収のために必要な酵素や、からだに害を及ぼす可能性がある菌を中和してくれます。

それぞれの器官が本来持っている役割に氣付くと、そこから健康のヒントが見えてきます。

「鼻呼吸が免疫力を上げてくれる」「よく噛むことで栄養の吸収効率が高まって食べ

過ぎを抑えることができる」といった健康のコツは、からだのつくりやはたらきが教えてくれているのです。

鼻は呼吸器の仲間、口は消化器の仲間です。本来の役割を意識するだけで、からだの各機能は正常にはたらきだします

ヒント7

元氣への入り口はどこからでもいい

氣分がいい時、あなたはどんな行動をとっているでしょうか？

口笛を吹く、鼻歌を歌う、スキップを踏むなど、人によって様々な「喜びの表現」があるかと思います。では、逆に氣分が落ち込んでいる時はどうでしょう。ちょっとうつ向き加減になって、足取りも重く感じられ、声にも覇氣がなくなってきます。

こころの状態が、からだにそのまま反映されていることがわかりますね。

では、それぞれの状態での言葉遣いはどうでしょうか。氣分がいい時は、きっとハキハキした口調で「今日も氣分がいいね」とか「ありがとう」などの肯定的な言葉を使っているでしょう。

逆の時は、ちょっとトゲのある言い方になったり、否定的な言葉を使ってしまいがちですね。

言葉にも、こころの状態が反映されていることがわかります。つまり、こころとからだと言葉はつながっている、ということです。

では、ここで実験です。

顔を斜め上の方へちょっとあげてみてください。そして、にっこりと笑います。そのままゆっくり深呼吸をして、ひと言「ありがとう」と言ってみましょう。

……いかがですか？　実際行ってみると、氣持ちが落ち着いて、とてもスッキリした感じになるかと思います（即効性があるので、ぜひお試しください！）。

氣分がなんとなく優れない時は、肯定的な言葉を使ったり、氣分のいい時にする行動（鼻歌やスキップなど）をしてみましょう。

どこか一つが元氣になると、他も一緒に元氣になります。元氣の入り口は、どこからでもいいのです。

こころとからだと言葉はつながっているから、どこかを変えるとすべてが変わります

ヒント 8

シワとシワを寄せて「しあわせ（シワよせ）」

誰かにマッサージやタッピング（指先でトントンと軽く触れること）などをしてもらうと、とても氣持ちがいいものです。

こころもからだもリラックスして癒されたい時に、こうしたことをしてもらいたくなるのは、どうやら私たちのからだが本能的に「幸せホルモン」を欲しているからだ、ということが医学的にもわかってきました。

医師でスポーツ医学の平石貴久《ひらいしたかひさ》先生によると、ペットを撫でたり、好きな人と手をつないだりすることで幸せを感じるのは「幸せホルモン」が分泌されているからだそうです。

また、撫でられているペットも「幸せホルモン」が分泌されているので、触れ合うことはお互いの健康に良い影響を及ぼし合っていることになります。

パートナーやお子さん、お孫さん、姪っ子、甥っ子、そして可愛がっているペットなど、身近な人とお互いのシワを寄せ合うつもりで触れ合うことをお勧めします。でも、眉間《みけん》のシワだと近過ぎるので、手のシワを合わせて「しあわせ（シワよせ）」を実感しましょう。

触れる方も、触れられる方も幸せを実感できる素敵な健康のコツです。

●カンタン！　幸せマッサージ

パートナーに片方の手のひらを広げてもらいます。開いた方の親指と人差し指の間、薬指と小指の間に自分の両手の薬指と小指の間を縦にした状態で差し込みます。そのまま両手で包み込むようにして、親指を使って相手の手のひら全体をやさしく揉みほぐします。終わったら交替しましょう。

お互いに「幸せホルモン」が分泌されて、氣持ちよく心身が癒されていきます。

触れ合うことで元氣の源「幸せホルモン」が分泌されます

ヒント9

ワクワクが道標になる

目で見る「視覚」、耳で聴く「聴覚」、鼻で匂いを嗅ぐ「嗅覚」、舌で味わう「味覚」、触れてみる「触覚」の五感、そして「何となくこう思う」という第六感。からだはいつも身の周りのいろいろな情報を感覚として捉えて、様々な判断をしています。

私たちが本能的に授かっているこうした素晴らしい能力は、これから起きることもじつはちゃんと知っていて、進むべき方向に「ワクワク」という道標《みちしるべ》を立ててくれています。

●迷った時のワクワクセンサー活用法

なるべく静かなところで、軽く目を閉じます。深呼吸をしながら、こころとからだをゆったりさせましょう。どちらにしようか、と迷っている選択肢を、一つ一つ思い浮かべてみます。

「この選択肢に進んだら、どうなるかなぁ……」とイメージしてみてもいいでしょう。選択肢のどこかで、なんとなくワクワクする感じがしたら、それが道標です。

自分のこころとからだが教えてくれた道へ、自信を持って進んでいきましょう。

本能として授かっているワクワクセンサーは、教科書や本などで学んだ「頭で理解できること」に頼りすぎていると、なかなか力を発揮することができません。

判断に迷った時は、知識として学んできたことをいったん忘れて、こころとからだの声に素直になってみましょう。

あなたのこころとからだは、誰よりもあなたのことをよく知っているのですから。


迷ったらからだに聴いて、ワクワクする方に進みましょう

Column

明日できることは明日でいい

「振り返ってみると私っていつも『頑張らなくちゃ！』って言っていたように思います。

頑張ることが何よりの美徳であり、いつも『今日できることは明日に延ばすな!!』という気持ちで毎日を送っていましたから」

そう言って自らの奇跡的な体験を教えてくれたのは、アートセラピストとして素晴らしい作品の数々を発表し続けている、はせくらみゆきさんです。

「あの日はふだんの家事や育児、締め切りに追われながらの仕事、連日の引っ越し作業などの疲れがピークに達していた時でした。何故か突然ぎっくり腰になってしまい、近くの整形外科で痛み止めの注射を打ってもらったんですが、何だか具合が悪くなり、そのまま意識を失ってしまったんです。しばらくの後、病院のベッドの上で気づいてビックリ！　左半身がまったく動かない。どうやら一種の脳梗塞になってしまったらしく、そのまま即入院となりました」

突然たっぷりとできた時間の中で、今までの生活を振り返ってみたはせくらさん。過去の自分と向き合いながら、しみじみと想いを巡らせているうちに、ふと「今までずいぶん自分に無理を強いてきたんだなぁ」ということに氣づいたそうです。

「いい人、いい妻、いい母になろうと一生懸命だった自分がいました。どんな時でも、BGMには『巨人の星』の歌が流れていそうなくらい頑張っていたんです（笑）。だからこんなふうにからだが教えてくれたんだ、って妙に納得しました。それで『からださん、今までずいぶん無理をさせてしまって本当にごめんなさい』と思いながら『ねばならぬ、ではなく、こころとからだがワクワクする方を選ぼう。明日できることは今日やらなくてもいいじゃない』と決めたんです。そうしたら胸の奥がキーンとなって、涙が溢れ出てきました。自分一人で頑張って生きてきたと思っていたのに、本当は自然の一部として生かされていたんだ、と思うと感謝の氣持ちがどんどん湧いてきて……。そんなことに氣づいた入院四日目の夜、まったく動かなかった左半身が少しずつ動き出してきました。そして翌朝にはすっかり元通りになっていたんです。回診に来たお医者さんはカルテを落としながら、目を丸くして驚いていました（笑）」

この体験から、はせくらさんは「頑張ることよりも、こころとからだが本当に喜ぶことをしよう」と決めたそうです。

からだが教えてくれた「自然界に合わせたスローな生き方」は、温かくてやさしい作品の数々を通して多くの人々に生きる希望と喜びを与え続けています。

帯津良一の養生講話

自然治癒力について

この章はなんといっても自然治癒力ですね。自然治癒力とはラテン語で「Vis medicatrix naturae」（ヴィス・メディカトリクス・ナトゥラエ）といいます。なんと美しい響きでしょう。

ラテン語といえばローマ帝政時代（前二七－三九五）。ローマ帝政時代といえばガレノス（Galēnos：一二九頃－一九九）。ガレノス自身が言ったかどうかはさておいて、彼の周辺から、この言葉が起こったと考えるのはそれほど無理なことではないでしょう。

しかし、概念としての自然治癒力の出現はもう少し古く、古代ギリシャの医聖ヒポクラテス（Hippokratēs：前四六〇－前三七五頃）に遡《さかのぼ》ります。それまでの悪魔払いの医学から身体そのものに注目する、いわゆる「経験医学」を初めて打ち立てた彼は、病を癒す力として、内なる自然（Nature）というものを考えたのです。

だから名称はともかく、概念としての始まりは、ヒポクラテスにあるといってよいでしょう。爾来《じらい》、自然治癒力はまるで滔々《とうとう》たる大河の流れの如き医学の歴史と行をともにしてきたのです。悠久のロマンを感じるのは、私だけではないでしょう。

このロマンに背中を押されるようにして、自然治癒力について、書物を漁り、かつ思いを巡らせてきました。その結果、現在のところは次のように考えています。

自然治癒力とは決して人間の独占物ではなく、いかなる〝場〟にも存在して、その場のエネルギーが低下したとき、これを回復すべく、本来的に備わった能力である。そして、その正体は阿弥陀仏の本願（一切の衆生を救おうとする願い）と、生きとし生ける者がなべて胸に秘めたる哀しみであると考えています。

そして最近、もう一つ思いついたことがあります。それは有田秀穂《ありたひでほ》教授（東邦大学・呼吸生理学）の提唱するセロトニン説です。大脳前頭葉の最前部である前頭前野にはセロトニン、ドーパミン、ノルアドレナリンなどの脳内物質が存在して、意欲、集中力、共感力などの人間らしさの源を生み出しているといいます。

有田さんと対談しているとき、突然ひらめいたのです。この人間らしさと自然治癒力とはただならぬ仲にあるのではないか、と。東雲《しののめ》の空に曙光を見た想いでした。ここなら本願や哀しみと違って、科学的なアプローチが可能だからです。

蛇足かもしれませんが、もう一つ。免疫のはたらきと自然治癒力の関係です。ときにこの二つを混同している人がいますが、混同されては困ります。

免疫能とは自己と非自己を識別して、自己を非自己から守り、自己のアイデンティティを確立するはたらきです。システムといったほうがよいでしょう。いまでも敬愛してやまない多田富雄《ただとみお》先生（東京大学名誉教授・免疫学）は、この免疫システムのことをスーパーシステムと呼んでいます（『免疫の意味論』青土社・一九九三年）。

ただのシステムではなく、リンパ球やマクロファージなどが合目的的に次々と自己組織化を果たしていく、じつに華麗なるシステムなのです。そして、いくら自己組織化といっても、このシステムを推進するための司令塔が存在するはずです。

多田先生によれば、その司令塔とは遺伝子と〝場〟の情報ということになります。遺伝子についてはおわかりですよね。場の情報とは、スーパーシステムが繰り広げられる体内の生命場の情報ということで、これを自然治癒力とみなしても決して無理のない話でしょう。

つまり、免疫のはたらきに対して司令塔の役割を果たしているのが自然治癒力なのです。将来のがん治療の主役が免疫学であることは、まず間違いのないことでしょうが、現在のところはまだまだ非力と言わざるを得ません。まだ解明されていない部分が多すぎるのです。しかし、日進月歩のわれら医学界です。やがては免疫の全貌が明らかにされる日が来ることでしょう。

そのとき、つまり人類が免疫学を手中に収めるとき、その前方に自然治癒力が姿を現すのではないでしょうか。だから、免疫学の真相を詳らかにしていくことも、自然治癒力解明への近道にはちがいないのです。

こうして免疫学と自然治癒力の関係がわかったところで、では自然治癒力を向上させるために何をしたらよいかを考えてみたいと思います。そのためにも前述した、自然治癒力は阿弥陀仏の本願であり、かつ生きとし生ける者が胸に抱く哀しみであるということに少し触れてみたいと思います。

まずは、自然治癒力が〝場〟の産物であるということを思い出していただきたい。物理学では、ある空間にある物理量が連続して分布するとき、これを〝場〟と呼んでいます。物理量が電気であれば〝電場〟、磁気ならば〝磁場〟ということになります。

電場と磁場は互いに関係し合って、〝電磁場〟を形成し、その電磁場のおかげで、私たちの文明が成り立っていることは誰でも知っています。そして、私たちは家庭、学校、職場、地域社会、自然界、国家、地球、宇宙、虚空などの場に身を置きながら生きています。その上、地球とか宇宙のように、決して逃れることのできない場もありますが、多くの場の中を移動しながら生きているのが私たちの日常です。

場は無数にあります。そして、いずれの場にも自然治癒力が存在するとすれば、自然治癒力が最も多く含まれている場を探すのが、自然治癒力に到達する近道にちがいありません。では、自然治癒力が最も多く含まれている場は何処にあるのでしょうか？

あっと、ひらめきました。それは〝浄土〟ではないですか。そうか、浄土を探して、これを詳らかにすれば自然治癒力が自ずから見えてくるはずです。では、その浄土は何処に？

こうして浄土を探しているうちに、学生時代の友人にして、現在は親鸞仏教センターの所長を務める本多弘之さんの文章に行き当たったのです。なんと、

「浄土とは本願の場である」

とあるではないですか。本願とは一切の衆生を救おうとする阿弥陀仏の願い。この瞬間、すべてが氷解しました。

自然治癒力とは、阿弥陀仏の本願のことだったのです。そして、阿弥陀仏は公平無私、決して依怙贔屓《えこひいき》をする方ではないから、すべての場、つまり、いまここに、が浄土なのです。

とすれば、自然治癒力を科学的に解明するなどということは不可能なことです。ひたすら信じていけばよいのです。信ずる相手として、これ以上の存在はないでしょう。ただただ身心を放擲《ほうてき》してまかせてしまえばいいのです。

そして、もう一つの自然治癒力が、生きとし生ける者がなべて胸に秘めたる哀しみ。がん治療の現場での永い経験のなかで、人間の本性は哀しみであると確信したのです。なぜ生きることが哀しいのか。私たちは孤独な虚空の旅人。旅情を抱いて生きています。旅情とは喜びと哀しみ、ときめきとさびしさなどが錯綜《さくそう》した、しみじみとした旅の想い。私は始終、講演のために全国を旅して歩いています。講演のあと、空港や駅のレストランで一人さみしく杯を傾けながら、いつも旅情に浸っています。

そうした多くの経験のなかで、旅情の根底にかならず横たわるのは哀しみであることを知ったのです。じつはもう二十年以上前から、がんの患者さんたちとのお付き合いのなかで、人間の本性は哀しみである。互いに相手の哀しみを敬うことが、本来の温もりのある医療を取り戻す唯一の道であると、旅情とは別に確信していました。

ところが、作家で写真家の藤原新也さんが短編集『コスモスの影にはいつも誰かが隠れている』（東京書籍・二〇〇九年）の「あとがき」のなかで、なんと、哀しみには人を癒す力があると言っているのです。なぜならば、哀しみには己の心を犠牲にした、他者への限りない想いが存在するというのです。

やられた！　と思いました。そして、その瞬間、悟ったのです。生きとし生ける者が抱く哀しみ、これが自然治癒力だったのだ、と。

ということで現在のところ、私のなかで、三つの可能性が存在しています。
一、阿弥陀仏の本願
二、哀しみ
三、前頭前野にあるセロトニンを代表とする脳内物質
の三つです。

このうちのいずれか一つなのか、あるいは三つのすべてが関与しているのか。それはわかりません。さらには根っこは一つで、いくつもの花を咲かせているのかもしれません。

とりあえずは、この三つのそれぞれについて、自然治癒力を高める方法を探ってみましょう。

まずは本願。いまここが浄土なのですから、いまここに身も心もまかせてしまうことです。そして、果ては私たちの故郷である〝虚空《こくう》〟を意識しながら生きることです。

虚空を意識しながら生きる方法は数多くあると思いますが、その一つが気功、なかでも太極拳です。気功は調身、調息、調心の三要によって、身心を虚空に向かって寛放させる方法ですから、虚空は常に傍らにあります。

太極拳は、現在では気功の一種として世界中に広められていますが、もともとは武術ですから、その動作は攻撃と防御とからなります。攻撃と防御の相手が人間ならば、武術のままですが、人間ではなく虚空であるところが、気功たる所以なのです。

だから、太極拳の一挙手一投足はすべて、虚空を実感あるいは体感するためのものなのです。さらに、あのゆるやかにして起承転結のある円運動です。時空を超えて広がる大いなる虚空の場に身をまかせ、阿弥陀仏の本願のままに動いていることさえ掴めれば、自ら自然治癒力が汪溢《おういつ》してくるというものですよ。

そして、二番目が哀しみです。坂本九ちゃんの『上を向いて歩こう』をご存知でしょう。私の大好きな歌です。

悲しみは星の影に

悲しみは月の影に

いいですねぇ。私たちの人生は哀しみとともにあります。自らの哀しみを慈しみ、他者の哀しみを敬って生きていこうではありませんか。江戸時代末期の儒者にして養生家の佐藤一斎（一七七二－一八五九年）も、その著『言志四録』のなかで、

「養生の訣《けつ》も、亦一箇《またいっこ》の敬《けい》に帰す」

と言っているではありませんか。

そして、最後が有田秀穂教授のセロトニン。日々のライフスタイルの中で、セロトニンなどの人間らしさを発揮する脳内物質を高める方法は、次なる四つだそうです。

一、呼吸法

二、リズム運動

三、朝日を浴びる

四、コミュニケーション

まずは呼吸法。呼吸は、私たちの生命を維持するためにはなくてはならない生理活

動です。その呼吸に〝法〟がついて養生法となるわけですが、ふだんは無意識にやっている呼吸を意識的におこなうと、呼吸法になるのです。自然治癒力を高めるために、なぜ呼吸法がよいのか。これについては第三章をお読みください。

第二がリズム運動。リズム運動といえば、歩くことと咀嚼《そしゃく》がその代表ということですが、ここでは歩くことを取り上げましょう。足音高らかに歩く人は、他者に対する思い遣りのない人ですね。それが証拠に、達者で長生きする人は歩く姿がいいのですよ。背筋をぴんと伸ばし、音もなくリズミカルに歩いています。他者に対する思い遣りの日々が、いつまでも達者な人生をもたらしたのでしょう。

こうした人を見ると、私の脳裏に、いつも〝凛《りん》として老いる〟という言葉が浮かびます。ただなんとなく長生きをするのは、私の本懐とするところではありませんが、このように凛としてなら老いてみたいなぁと思います。

第三は日の出とともに起きて、朝日を浴びることだといいます。わかりますねぇ。詳しくは第七章をお読みください。

そして最後がコミュニケーション。本文のなかに、触れ合うことで「幸せホルモン」が分泌されるとありますが、このことを言っているのでしょう。ハグ（Hug）、つまり抱き合うことが最高だそうですが、せめて相手の顔を直視して話してもらいたいものです。
立てば芍薬《しゃくやく》座れば牡丹《ぼたん》歩く姿は百合の花
これは美人の姿を形容することばですが、美人ならぬ、立っても座っても歩きながらも携帯電話に向かって話している人をよく見かけますが、こういう人は自然治癒力の喚起は望むべくもないということなのでしょう。
そして、この章の最後に、迷ったら、からだに訊いてワクワクするほうを選ぶとありますが、これも本当でしょう。ただ、私自身は迷ったら、自分自身が損をする方を選ぶことにしています。それは、阿弥陀仏の本願に対する、せめてもの感謝の気持ちからなのです。

第二章　快食のコツ

ヒント10

腹八分目がからだにいいわけ

「腹八分目に病なし」「腹十二分に医者足らず」

どちらも食べ過ぎないことが健康のコツであることを教えてくれている言葉です。

エジプトの遺跡からは「人は食べる量の四分の一で生きている。後の四分の三は医者が食う」という言葉も発見されています。昔の人も食べ過ぎには氣をつけていたのです。

「食べ過ぎないこと」は、現在効果が確認されている数少ない健康法の中の一つで、様々な臨床データでも明らかになっています。

実際に、満腹の状態と「もう少し食べられるな」というところで止めた状態では、その後のからだの軽さがまったく違います。

頭はスッキリとしてとても氣持ちがよく、からだも軽々と動かせることが、すぐに実感できるでしょう。でも、快適さのあまり「お腹に余裕があるので、おやつでも……」では結局「腹八分目」になりませんのでご注意を。

草木に水を与え過ぎると枯れてしまうように、人間も「食べ過ぎ」は老化を早めてしまう要因となります。

「満腹」ではなく「空腹が満たされる程度」が理想の食事量です。

食べ過ぎないことが、健康の基本です

ヒント11

噛めば噛むほど……

食欲の調節は、脳にある「満腹中枢」というところで行われています。ここは、食べものが胃に入って消化、吸収され、血液中の糖や脂肪酸の濃度が高まることによって「もう食べなくてもいいですよ」というサインを受け取る場所です。

ところが、この「満腹中枢」がサインを受け取り、食欲を止めるまでの間に少しの時間差が発生します。この「少しの間」に、食べ過ぎてしまうのです。

では、この時間差を縮めるにはどうしたらよいでしょうか。

じつは、その答えが「よく噛むこと」なのです。

まずは、ふだんの食事で、何回くらい噛んでいるか数えてみましょう。

ひと口につき、回数が三十回以下であれば、まずは三十回以上噛むように意識してみます。ひと口の量を少なめにすると、さらに効果的です。

最初はちょっと面倒かもしれませんが、慣れてくると「食べものの美味しさ」がさらに美味しく感じられるようになります。美味しさを感じることは、感性を高め、脳のはたらきを活性化させることにもつながります。

また「咀嚼《そしゃく》」というポンプ作用によって、脳への血流も良くなるため、いつまでも若々しい脳力を保つことが可能になります。

そして、氣がつくと、満腹感を覚えるまでの食事量がずいぶんと減っていることに、きっと驚くはずです。

噛めば噛むほど美味しくなるし、健康にも良い。

「よく噛むこと」は、まさに良いことだらけの健康法なのです。


食べ過ぎを防ぐには「よく噛む」こと。

噛めば噛むほど、食事量は減っていきます

ヒント12

品数は多い方がいいか、少ない方がいいか

「できるだけ多くの品数を食べましょう。できれば一日三十品目以上」というフレーズを目にしたことはないでしょうか？

最近あまり見かけなくなったこのフレーズ、じつは提案した厚生省（現・厚生労働省）が、二〇〇〇年に看板を下ろしているのです。

一九八五年に発表されたこの提案は「何か足りないものを補う」という、栄養不足だった時代の考え方が基になっていたため、飽食の時代といわれる現代には合っていなかったわけです。

日本人はもともと玄米ご飯に少しの雑穀、大豆を発酵させた味噌や醤油、納豆、旬の野菜をお浸しや漬け物にし、近くの海や山で採れたものをおかずにしてきました。ですから、品数としてはとてもシンプルです。

昔から「一汁一菜」（汁物におかず一品）という食生活をしていたお坊さんが、長

寿で健康そのものだったことからもわかるように、栄養価としてはこれで十分足りていたのです。

江戸時代に宣教《せんきょう》のため来日したフランシスコ・ザビエルは「日本人は時々魚を食膳に供し、米や麦も食べるが少量である。ただし野菜や山菜は豊富だ。それでいてこの国の人たちは驚くほど達者であり……」という内容の手記を遺しています。

「一見簡素な日本の伝統食にとてつもないパワーの源がある」ということが、外国人の目には驚異的に映っていたようです。

体質や環境、年齢などによって多少の違いはありますが、食生活も「シンプル・イズ・ベスト」が健康の基本。品数は多ければ良い、というものではありません。

食生活も「シンプル・イズ・ベスト」と考えましょう

ヒント13

怒っている時に食事をしてはいけない

「怒っている時は、唾液に含まれる消化酵素が十分に出ない」という話を、ある東洋医学の先生から聴いたことがあります。つまり、消化・吸収がスムーズにいかなくなるわけです。その方は「だから腹が立っている時はお腹が空かないんだ」とも言っていました。なるほど、たしかに怒っている時はあまり食べたくありません。

江戸時代に『養生訓』というベストセラーを著《あらわ》した貝原益軒さんは「怒りと共に食事をするな」と述べています。

食べものを咀嚼する時に、消化酵素が不十分な唾液と一緒に飲み込むのはからだに良くない、ということを感覚的に知っていたのでしょう。

からだの素になってくれる食べものが、感情によっては消化・吸収されにくくなってしまう！

怒っている時にお腹が空かないのは、からだがそんな時に食べものを取り込まないようにしている防衛《ぼうえい》本能だったというわけです。

怒ったら唾液の質が落ちる、その唾液を飲み込むのは他ならぬ自分自身……。そう考えると、怒るといちばん損をするのは自分、ということになります。

「怒り」という感情は、たいてい自分以外の誰かの行為や考え方に対して湧いてくるものですが、考え方によっては、誰かのせいで自分の健康を害してしまうことほど損なことはありません。

「怒ると誰がいちばん損をする？」

つい怒ってしまいそうになったら、自分にそう問いかけてみましょう。

何度か自問しているうちに「あれ？　なんで今まであんなことに腹を立てていたんだろう」と思うようになります。そして、十分な消化酵素を蓄えた唾液を飲み込むたびに、あなたの心身はますます健康になっていくことでしょう。

腹が立っている時にお腹が空かないのは、怒ると消化・吸収が悪くなるからです

ヒント14

穀類・野菜類・動物性食品の理想的な摂取比率は？

よく「バランスの良い食事を心がけましょう」という言葉を聞きます。

では「バランスの良い食事」とはいったいどんな食事なのでしょうか。

じつは、この問いに対する答えは、いちばん身近な私たちのからだにヒントがありました。理想の食事バランスを表しているところ、それは私たちの「歯」です。

人間の歯は三つの種類に分けることができます。

一つめは「犬歯《けんし》」。犬の歯のように尖《と》がっていて、肉や魚を噛み切るための、肉食動物の歯です。

二つめは「切歯《せっし》」。葉っぱなどの植物を食べる草食動物の歯です。

そして三つめが「臼歯《きゅうし》」。臼《うす》のような形をしていて、主に穀物や芋類、豆類などをすりつぶすはたらきをしています。

人間はこの三種類の歯を持っているため、様々なものを食べることができるわけですが、それぞれ本数が違っています。

犬歯が四本、切歯が八本、臼歯が二十本（合計三十二本）です。

それぞれの歯が、適合している食べものの種類を表しているとしたら、肉や魚が四本分（一二・五％）野菜や果物が八本分（二五％）、穀類が二十本分（六二・五％）で、これが理想的な食生活の目安ということになります。

自然の摂理は、本当に様々なところで私たちに健康に生きるためのヒントを与えてくれています。

食べものの入り口である「歯」というところに、理想の食事バランスが示されていたのです。

歯の本数が教えてくれている「穀類を主食とした生活」。まずは「お米をしっかり食べる」ということからこころがけてみてください。

理想の食生活は、すべて「歯」に表れています

ヒント15

何でも「丸ごと」がいちばん

私たちは「食べる」という行為を通して、こころとからだを健康的に維持するための栄養を摂取しています。

食べたものがからだの素になるわけですから、今までどんなものを食べてきたのか

が現在の私たちのからだに表れていることになります。

「毎日が元氣で楽しい！」という方も「何となく体調が今ひとつ」と感じている方も、今までの食習慣が現在の健康状態に反映されているということを、まずは認識することがたいせつです。

では、健康的に生活するための「理想食」とはどんなものか。

それは「一つの生命体をそのまま丸ごといただく」ということです。

生きものはすべて生命体を維持するために必要な栄養バランスで存在していますから「そのまま丸ごと」が、もっとも理想的な栄養バランスなのです。

アメリカ政府が行った「食べものと健康」に関する調査「マクガバン・レポート」では、健康に良い食生活のお手本として、江戸時代元禄期以前の食事が高く評価されています。

この頃の日本は、主食の穀類を全粒《ぜんりゅう》で食べ、小魚は「皮ごと骨ごと頭ごと」、野菜も「葉ごと皮ごと根っこごと」食べていたことがわかっていますから、「丸ごと食べる効果」がすでに実証されていたわけです。

世界に誇るべき「もったいない」という日本の文化は「食」というところにも表れていたといえるでしょう。

一つの生命体を丸ごといただいている、という意識は、その生命体に対しての感謝につながります。また「他の生命体に生かしてもらっている生命なのだから無駄にはできない」という自分自身をたいせつにする想いにもつながっていきます。

「丸ごといただく」という食の在り方は、こころもからだも健康にしてくれるのです。

丸ごと食べる「一物全体《いちぶつ》」が生命体にとっての理想食です

ヒント16

近くて遠いもの

「ひ・ふ・み・よ・い・む・な・や・こ・と」。これは、昔から日本で用いられてきた一から十までの数え方です。

この数え方を漢字にすると「ひ＝日、火、霊（ひ）、ふ＝風（大氣）、み＝水、よ＝

土、い＝草、む＝虫、な＝魚、や＝鳥、こ＝獣、と＝人」となるそうです。

前出のアートセラピストのはせくらみゆきさんによると、これは宇宙ができた順番とのこと。最初の四つは自然界の四大元素で、ここを起源として植物から昆虫、魚から鳥類を経て四本足の動物、そして人間へとつながっていく過程を表しています。胎内にいる十月十日《とつきとおか》は、こうしたすべての過程を順番に辿っていることからも、たいへん説得力のあるお話です。


この順番は食べものにも当てはめて考えることができます。

最初の四大元素の恵みをたっぷりと受けて育まれたもの、つまり野菜や穀類という「人間に遠い種」から、食べものとして「優先順位の高い順番」と考えるとよいのです。

人間には、遺伝子的に自分からなるべく遠い存在と関係を持って子孫を残そうとする本能がありますが、食べものも「種として遠い存在」を摂取することが自然の摂理に適っている、というわけです。

いっぽう「産地」と「時期」という視点では、この考え方が逆になります。

私たちは自然界の一部として存在していますから、なるべく近い場所で採れた、旬の時期の食べものをいただくことで、自然界のリズムに合った生活となります。

食べものは「近くで採れた、遠い関係のもの」が良いのです。


食べものは近くで採れた、遠い関係のものがいいのです

ヒント 17

「時間だから」で食べていませんか？

「あ、そろそろご飯の時間だ」と言って食事をしていませんか？

そもそも「ご飯の時間」とは、いったいいつのことなのでしょう。「朝の七時と正午と午後七時」というように具体的な時間帯が浮かんだ方は、からだを「時間」に管理してもらっているような状態です。

本当のご飯の時間は「お腹が空いた時」。からだが「そろそろご飯を食べたい」と欲求してきた時なのです。

「一日に水を二リットル以上飲みましょう」という健康法もありますが、こちらも基本は一緒で「飲みたくなった時に、飲みたい分だけ飲む」という本能に従った方が自然の摂理に適っています。

お腹が空いたから食べよう、のどが渇いたから飲もう、眠くなったから寝よう、など、日常生活の行動は頭で考えずにからだの声に素直に従うことがたいせつです。お腹が空いていないのに「時間だから」という理由で食べる、摂取量を氣にかけて水を飲む、眠くもないのに「疲れがとれないから」と無理やり寝ようとする……。理屈では正しそうなことや規則正しいようにみえることが、必ずしもからだに良いことではありません。

こころとからだのバランスがとれていて、心身の感性が健康的であることが前提ではありますが、「からだの声に素直になること」がもっとも基本的な健康の秘訣です。

時間ではなく、お腹が空いたから食べる、が健康の基本です

ヒント18

季節の変わりめでも体調を崩さない方法

「人間は自然と一体であり、からだと住んでいる土地や環境もまた一体である。だから、暮らしている土地の旬の作物を常食することで、からだと環境は調和することができる」という考え方を、「身土不二（しんとふじ、しんとふに、などと読みます）」といいます。からだに必要なものは、こころから「美味しい！」と感じるものです。地場で育った新鮮な旬のものを美味しく感じるのは、からだがその時期に、その食べものを欲求しているから、と考えることができるのです。

冬　土の中に生えている根菜類は、からだを温めてくれる「陽」の性質を持っています。「冬は油」といわれているように、油と相性の良い素材が多く、魚も脂がのっていてからだを内側から温めてくれます。

（大根、ごぼう、にんじん、ねぎ、白菜、みかん、ぶり、まぐろなど）

春　山菜や芽吹いてきた野菜に感じられる「苦み」には、冬の間に溜まった老廃物などを排泄してくれる成分が含まれています。

（筍、うど、タラの芽、ぜんまい、よもぎ、アスパラガスなど）


夏　暑さによる体力の消耗を防ぐため、水分が多く「陰」の性質を持つ野菜や果物がからだを冷やし、酸っぱさのあるものが食欲を増してくれます。

野菜や果物自身もぶら下がることで風を受け、暑さから身（実）を守っています。

（きゅうり、なす、すいか、とうもろこし、パイナップル、メロンなど）

秋　実りの秋は食欲の秋でもあります。夏に消耗した体力を補い、やがて来る冬の寒さに耐えられるように、からだにやさしく吸収されるでんぷん質の穀類や芋類などが旬となります。
（米、芋、大豆、栗、きのこ、りんご、梨、秋刀魚など）

住んでいる土地に育つ旬のものは、同じ場所で同じ季節を過ごしている私たちのこころとからだを、内側から上手に衣替えさせてくれます。からだの内側からスムーズに衣替えができると、季節の変わりめでも体調を崩す心配がありません。

私たちは自然のサイクルの中で、自然のリズムと共に生きているのです。

私たちのからだと、住んでいる土地・環境は一体です。旬の時期に近くで採れた食べものは、からだの中から衣替えをさせてくれます。

Column

口に入るものは人を汚さず

第二章では、食べもののことについてお話ししてきました。

「歯の構成比率」や「丸ごと食」「種として遠い存在が食べものの優先順位」「身土不二」など、基本的な考え方はすべて「自然の摂理に適っているかどうか」ということです。食べるものという観点では、こうした考え方をベースに持っていただけると間違いがありません。

ただ、ちょっと見方を変えると、こんな考え方もあります。

「何を食い、何を飲まんと思い煩《わずら》うことなかれ」

何を食べても、何を飲んでも、こころが平和であれば心配をすることはない、という意味で、何よりも「こころ」の持ち方に重きを置いた考え方です。

じつは、私自身はこの考え方にとても共感を持っています。「あれはからだに良くないからダメ、これも良くないからダメ」という意見を聞いていると、とても窮屈に思えてくるのです。

唾液にはもともと菌を調和してくれる作用があり、たいていの菌は三十秒間唾液に浸《ひた》すだけで無毒化されるといわれています。

この章で「怒ると唾液の質が落ちる」という話をしましたが、逆もまた然りで、こころが穏やかな時には、唾液の持つこうした調和作用がいっそう高まるのではないかと思うのです。

食べものがからだの素となってこころにもはたらきかけているように、こころが穏やかな時は、からだが食べものを調和してくれるのではないか。それほど「こころ」のはたらきは大きいように感じます。

聖書のマタイ伝15章11節に「口に入るものは人を汚しません」という言葉があります。

そして、その後に「しかし、口から出るもの、これが人を汚します」と続きます。口から入る食べものよりも、口から出る言葉はこころから出るものだから、こちらの方がたいせつだ、という意味として私は捉えています。

「からだと、言葉と、こころ」は一つですから、どれかが変わると、すべてが変わります。この章で述べた「自然の摂理に適った食」は、からだを通してこころとの調和を実現させてくれますし、穏やかな言葉も、こころとからだを調和してくれます。また、こころが穏やかであれば、言葉も穏やかになり、からだも自ずと調和されるでしょう。

調和されたこころとからだが欲求するものは、その時に必要なものであり、「美味しい」と感じるものは、すべて「人に良い『食』」となります。

こころとからだの声に素直に耳を傾けて、自然の摂理に適った食をいただく。「快食のコツ」は、こうしたシンプルな結論に落ち着くのではないかと思います。

帯津良一の養生講話

私の食養生の骨子

一九八二年十一月に中国医学と西洋医学を合わせた、いわゆる中西医結合によるがん治療を始めたものの、最も苦労したのは入院をしているがん患者さんの食事でした。大学の医学教育のなかでは、がん患者さんは何を食べるべきかについては何も教えてくれません。エビデンス（科学的根拠）を重んじる西洋医学にしてみれば、当然のことと言ってよいでしょう。

一方、西洋医学以外の食事療法となると、これがまた少なからずあって、その上、いずれもそれなりに教条主義的であって、選択はきわめて難しい。そこで、とりあえずは中西医結合の原点に戻って、中国におけるがんの食養生を取り上げることにしました。

そこで一九八〇年の初めての訪中の際、お世話になった北京市がんセンターの中医学部門のヘッドの任にあった李岩先生に相談してみました。その頃の彼は抜擢されて、新設となった「中日友好医院」の副院長になっていました。

彼は薬粥がよいと言います。漢方薬を炊き込んだお粥です。漢方薬といっても薬くさいものではなく、ごく普通に食用に供されるもので、漢方薬的薬理作用を有するもののことです。

たとえば枸杞子《くこし》、緑豆《りょくとう》、小豆《あずき》、ハトムギ、蓮根《れんこん》、木耳《きくらげ》、百合根《ゆりね》などを用いるのです。その用い方は、虚証（元氣のない人）の人には補の作用のある枸杞子粥を、熱証（暑がり）の人には寒涼の作用のある緑豆粥をというように、漢方薬の診断と同じで「弁証」が基本となります。「証」とは身体の歪みのベクトル。その証を明らかにして、その証を正す中薬なり方剤なりを見つけるのが弁証です。

食事にもこの弁証を適用して、その人の証に合った食材を選んでいくのが、中国の食養生です。たとえば、熱証には身体を冷やす作用の食材を、寒証（寒がり）には身体を温める作用のある食材をというようにです。

ところが、この証がなかなか一筋縄ではいかないのです。たとえば、私は真冬でも素足で通すほどの極度の熱証なのに、真夏でも湯豆腐が欠かせなくて、空豆も枝豆も熱々でないと駄目なのです。

もう一つ、身体を冷やす作用の豆腐を湯豆腐にすると、温める作用を持つ食事になるのかどうか、これもよく考えると難しいところです。さらに、証というのはいつも一定のものなのか、それとも時々刻々変化してやまないものなのかという点についても、定かではありません。

しかし、証という考え方は人間まるごとを相手にする、きわめてホリスティックなところが魅力的ですし、証によって体質を分類して、それに合った食事を選んでいくという方法は、将来性のある理論にはちがいありません。

さらに、証というものが時々刻々変化していくものとすれば、その時その時で身体が欲する食物を摂ることが、弁証に適うことにほかならないという、いささか乱暴な考えも宜《む》べなるかなということにもなります。

次に登場したのが玄米菜食です。玄米は中医学的には瀉《しゃ》の作用（排泄作用）があるので、虚証の人の多いがんの患者さんには向かないのではないかと考え、これを病院給食として取り上げるには多少のためらいがありました。

しかし、がんの患者さんの間には、玄米菜食に対する信仰に近い気持ちがありますので、ついにこれの採用に踏み切りました。ただ、雑穀入りの玄米食を提供して肉禁にするといった程度のごく簡単なもので、とてもマクロビオティックなどというものではありません。

でも、マクロビオティックの思想が自らその底流に脈打っているものと考えるならば、それは、①身土不二、②一物全体、③陰陽理論の三つの思想です。

身土不二は、その時そこで採れた物をいただくのですから、共有する場が提供する食物が私たちの内なる生命場のエネルギーを高めるのに最も適しているという、いわば場の理論です。

一物全体は、部分に分けてしまうよりはエントロピーとしては少ないわけですから、低エントロピー状態のまま摂取することによって、体内のエントロピーの増加を防ぐことに寄与することになります。因みに、エントロピーとは熱力学上の概念で、無秩序化の指標と考えることができます。体内のエントロピーの上昇によって、秩序が乱れ健康を害することになるのを防いでいるということです。

そして、陰陽理論は弁証理論に通ずるもので、きわめてホリスティックな考え方ということができます。このように、場、エントロピー、ホリスティックとマクロビオティックは、宇宙生命を相手にする壮大な理論なのです。

さらに遅れて登場したのが、幕内秀夫さんの幕内式食事療法です。これは簡単に言えば和食の粗食ですが、粗食といっても粗末な食事ということではなく、肉類を加えず野菜だけの料理という観点からすれば「素食」と呼んだほうがいいようです。要するに、身土不二の和食で、野菜類、魚介類、肉類の順に選択しましょうということで、鳴海さんの本文の〝近くで採れた、遠い関係のもの〟を食べよう、に通ずるものです。

教条主義的でないところが好きなのですが、幕内さんは肉類が駄目と言っているのではなく、野菜類、魚介類、肉類の順に食べなさいと言っているのですから、肉類も少しは食べてもいいのです。

ところが、患者さんは再発を防ぎたい一心から、肉類を断ってしまいます。そして半年なり一年なりした頃、外来診察の際、おずおずと尋ねてきます。そろそろ肉を少しくらい食べてもよいでしょうか、と。

「いいんじゃないでしょうか。幕内さんの敷いてくれたレールはレールとして遵守しながらも、たまには踏み外して肉を食べてくださいよ。満を持して大いにときめいて食べれば、自然治癒力が弥《いや》が上にも高まって、食材の不利を補って余りあるものがあるということですよ」

これがいつもの私の答えですが、ここに私の食養生の考えがすべて網羅されています。おわかりいただけると思いますが、中国の食養生、マクロビオティック、幕内式食事療法、いずれも独自の理論があって甲乙つけがたい。

どうしてもいずれか一つを選ぶとすれば、信ずるものを選ぶしかありません。上野圭一さん（翻訳家、日本ホリスティック医学協会副会長）が『がんを治す食事療法』（共著／法研・二〇〇四年）のなかで、いみじくも言っているように、食というものは信念体系なのです。それぞれが自分なりの理念を構築していけばよいのです。その上で、共通項として忘れてはならないのが、ときめきです。ときめきさえあれば、毒を食っても食養生です。簡単に言えば、旬のものをおいしく食べるということになりましょうか。

以上が私の食養生の骨子ですが、本文にしたがって少し付け加えるならば、まずは腹八分目。飽食の害はこれまでにいろいろ言われてはいますが、端的に指摘しているのが、貝原益軒の『養生訓』です。

彼の食養生の要諦は「好きなものを少し食べよ！」の一言です。好きなものは身体が、あるいは生命が欲しているものだから、まさに薬だと言うのです。しかし、薬だからと言って満腹まで食べたのでは、胃の気が停滞して消化に悪いと言います。以て瞑《めい》すべしとはこのことです。

噛めば噛むほどよい、と鳴海さんは言いますが、太平洋戦争の終戦前後の食糧難の時代に幼少期を過ごした私は、ろくに噛まずに食べる習慣が身についてしまいました。しかも、旨いものほど早いのです。どうも、喉にも旨さを感じるセンサーがあるのではないでしょうか。喉越しのいいのは、ビールだけではないようです。

北京の李岩先生といっしょに食事をすると、彼は私の食べ方が早いのに眉をひそめて、

「早い、早い！　早いのは手術だけでいいのですよ！」

と、よく言っていたものです。

よく噛んで食べるのはいいことではありますが、あまり「噛む」ことに神経質になり過ぎるよりも、美味しく味わって食べること、楽しんで食べることを優先したらいいでしょう。私のように、早食いでも元気な人もいるのですから。

第三章　漢字が教えてくれること

ヒント19

皿

「皿と血という字の違いが最近までよくわかりませんでした。だってよく似ているでしょう？」

そう笑って教えてくれたのは、料理研究家の星澤幸子先生でした。

どうしてこんなに似ているんだろう？　と考えているうちに、ふと思いついたのは「皿に／（箸）をつけて食べたものが、血になるからではないか」ということ。

食べものが血となり肉となる、つまりからだ（血肉）は食べものがつくっている、ということを「皿」という漢字は教えてくれているんだ、というわけです。

星澤先生は次のようにもお話しされていました。

「スーパーに行っていちばん安い食材を買う、これって本当に得をしているんでしょうか？　安い、ということにはそれなりの理由があります。もちろん近場で採れた旬のものであれば安くてもＯＫですが、安い生産コストで海外から輸入したものなどには様々な薬剤が使われている可能性があります。だって長い旅をしてきているのに、いつまでも青々としているっておかしいでしょう？

『皿』に／（箸）をつけると『血』という漢字になることからもわかるように、食べものがからだをつくっているのです。キャベツでも大根でも、いくら高くても数百円の差。洋服には何万円もかけるのに、からだの素になるものをケチるって何だかおかしいですよね。健康でなければ働けないうえに、病院代、薬代までかかります。安い食材で得をしたつもりが、けっきょくは高くついてしまうんです。

値段ではなく、自然の摂理に合っているかどうかという観点から、からだの素になるんだという意識を持って、食材を選んでほしいと思います」

皿の上の食材が、からだ（血肉）になっているということを、あらためて考えさせられるお話です。

皿の上にのった食べものが、私たちのからだの素になります

ヒント20
食

皿にのったものが私たちのからだ（血肉）になっているということになると、体調の良し悪しは食べものからも大きな影響を受けていることになります。

前章のコラムでもお伝えしたとおり、調和されたこころとからだが欲求するものは、その時に必要なものであり、「美味しい」と感じるものは、すべて「人に良い『食』」となる、というのが私の考えです。

こころとからだが調和されていると、その時に必要な栄養素を含む食べものが欲しくなって、それを食べると、からだ全体が「美味しい」と感じるわけです。

ただし、ストレスなどが原因となって氣がどこかに滞っていたり、長年の食習慣にこだわりがあったりすると、「本当に必要なものを食べたい」という感性が鈍ってしまっている場合があります。そういった時には、第二章でお伝えした「食べものにおける観点」を参考にしてみてください。正しい判断基準に照らし合わせた食べものは「人に良いもの」の目安となります。

「人に良いもの」の目安としては、次のようなことも参考になるでしょう。
一、なるべく原材料の形がわかるもの
例えばじゃが芋。そのまま煮たり焼いたりすると原材料は芋だとすぐにわかりますが、ポテトチップスになってしまうと元の形がわかりません。なるべく原形がわかる食べものを選びましょう。
二、原材料表示の文字数が少ない（シンプルな）もの
「シンプル・イズ・ベスト」というように、基本的に良いものはシンプルです。原材料表示の文字数が多ければ、それだけいろいろなもの（食品添加物など）が入っている可能性が高まります。特にカタカナ表記の多いものは、よく確認してから買いましょう。
三、おばあちゃんの台所に昔からあったもの
現在使用されている食品添加物の多くは、昭和三十年代を境に増えたといわれています。昔から台所にあった食べものは、食生活が大幅に変わる前におばあちゃんが馴染んでいたもののはずです。おばあちゃんの知恵袋を大いに活用しましょう。

草冠《くさかんむり》に楽と書いて「薬」と読むことは、穀類や野菜類が人を楽にしてくれるはた

らきのあることを教えてくれています。

第二章でお伝えした、歯の構成が示してくれている「穀類・野菜類の比率が多い食生活が自然の摂理」は漢字にも表されていたのです。


人に良いと書いて食。食べものは、人を良くしてくれるものです

ヒント21

豆

日本人は昔から豆類をとてもたいせつに扱ってきました。

特に大豆を発酵させて作る味噌や醤油、納豆などは、健康・長寿で知られる日本人の食文化の代表として、海外にも広く知れ渡っています。

私たち日本人が「豆」を、いかにたいせつな食べものとして扱ってきたかは、次の漢字を見ても明らかです。

頭＝豆を食べると頭が良くなる
喜ぶ＝豆を食べるとからだが喜ぶ
豊か＝豆を食べるとこころが豊かになる
嬉しい＝豆を食べると嬉しくなる
登る＝豆を食べると山に登るための体力がつく
厨《くりや》＝食事を作るたいせつな場所

豆には、これから発芽して成長し、また新たな生命を育むためのエネルギーが凝縮されています。一つの生命体を育むための源をいただくことは、食べものを丸ごといただく「一物全体（第二章をご参照ください）」という考え方にもつながります。あの小さな一粒の中には、生命体を維持するために必要な栄養素が自然そのままの理想的なバランスで含まれているのです。

豆を食べると「まめ（「忠実」と書きます）」に動くことができます。こまめにからだを動かす人は、足腰の筋肉が衰えにくいので、いつまでも健康でいられます。まめに豆を食べて、こまめに動きましょう。

豆類には、からだに必要な栄養素がとても豊富に含まれています

ヒント22

氣

私たちの周りには「氣」という文字が使われている言葉がたくさんあります。

元氣・やる氣・氣持ち・勇氣・氣遣い・氣配り・氣品・氣質・平氣・根氣・陽氣・氣配・氣まま・氣さく・氣楽・空氣・天氣……などなど。

きっと、まだまだたくさん出てくることでしょう。

歴史学者で北里大学名誉教授の立川昭二《たちかわしょうじ》先生は、著書『「気」の日本人』の中で次のように述べています。

「かつて『聞く』という言葉は『氣来（きく）』が語源だった。相手の『氣』が自分のところまで『来る』から『聞こえる』と考えた」

先人たちは、こうした様々な言葉の語源としても「氣」という文字を使用してきました。

昔から、毎日の生活の中でこれほど頻繁に使われ続けてきたのは、「氣」が私たちの大本の生命エネルギーを表している漢字だからでしょう。

このことは、東洋医学で体内を循環している三つの要素を「氣《き》・血《けつ》・津液《しんえき》」とし、「氣＝生命エネルギー」のように使っていることからもわかります。

これほどたいせつな「氣」の中に「米」という文字が入っているのは、先人たちが主食の米に秘められているパワーに氣づいていたからだと思われます。本書でも「気」を「氣」という文字に統一して使っているのは、こうした理由からです。

米は稲《いね》。「いね」は「命《いの》の根《ね》」という語源から生まれたと言われています。

米をいただくことは、氣を育み、命を養うことでもあるのです。

●米食のススメ

食生活において油脂類、砂糖類の割合が多くなってきたことは、生活習慣病の大きな要因といわれています。

主食がパンの場合は、バターやジャム、サラダにはドレッシング、ハムエッグなど、どうしても脂や砂糖を含んだ副食になってしまいがちですが、主食がご飯になると副食には味噌汁や漬け物、お浸し、焼き魚、納豆、豆腐などが並びます。油脂類や砂糖類の摂取量は、米を主食にするだけでグッと抑えられるのです。

生命エネルギーの源である「氣」には、米という字が入っています。米は氣（生命エネルギー）を養ってくれる食べものなのです

ヒント23

便

とてもシンプルな考え方ですが、私たちのからだは入ったものが出てくるようにできています。つまり、基本的には「何を食べたか」ということが、排泄される便の状態にも大きく関係しているということです。

便は、読んで字の如く「便り」ですから、からだの健康状態を教えてくれる手紙の役割を果たしています。

「ペットを飼う時は、お尻が汚れていない（便のキレが良い）生体を選ぶと良い」といいますが、これは紙で拭かなくても良いくらいキレの良い便が、理想の健康便ということです。

この本の監修をしていただいている帯津良一先生の病院の婦長さんは、ある玄米菜食中心の食事療法研修に参加していた際、いっさい紙を使わなかったほどキレの良い状態が続いたそうです。

「食べたものが出る」と考えると、これはあたりまえのことですし、またここから理想の食事も見えてきます。

「便」を別の漢字で表すと「糞《ふん》」となりますが、この文字をよく見ると快便・理想便に必要なことがわかります。

「糞」という文字を分解すると「米」が「異なる」となります。つまり、理想便のためには米（穀類）をしっかり食べると良いのです。

歯の構成比率からもわかるように、人間は「穀食動物」ですから、穀類をしっかりと食べることで消化器官がスムーズにはたらき、排泄も自然の摂理に適った状態になるのだと思います。

「からだから良い便りをもらうためには、穀類をしっかりと食べる」ということを、二つの漢字は教えてくれているのです。

便は、体内の健康状態を教えてくれる「からだからの手紙（便り）」です

ヒント
24

朝

人類の進化の過程をひととおり体験するという胎内での期間。この十月十日《とつきとおか》という一文字ずつを組み合わせると、一日の始まりである「朝」という漢字になります。人生のスタートと一日の始まりに、共通点があることを教えてくれている一文字です。

朝という字の右側には、月（にくづき）と呼ばれる偏がついていますが、これは肉体や内臓を表す漢字にも使用されています。

脳・胸・胴・腹・肚・腰・肝・腎・脾・肺・肘・膝・肋・肌……などなど

先人たちは、月のリズムがからだに及ぼす影響をわかっていたのだと思いますし、「朝」がからだにとって特別な時間帯であることも感じ取っていたのではないでしょうか。

自ら末期のがんを克服した経験を持つホリスティック・コンサルタントの寺山心一翁さんは、朝日が昇る前に鳥たちが鳴き始めるのは、木々の葉っぱたちが朝の光を合図にしていっせいに酸素を吹き出し始めるからで、太陽の光には地球上の生命を元氣にしてくれるとてつもないエネルギーが溢れている、とおっしゃっています。

「一年の計は元旦にあり」という言葉と同じく、一日の計は朝にあります。月の下でからだを休めた後は、太陽のエネルギーを全身で感じて一日の始まりとしましょう。

自然界のリズムと共にある生活が、こころとからだを健康に保ってくれるのです。

朝の太陽からは、一日のスタートにふさわしいエネルギーをいただくことができます

ヒント 25

夕食

「夕食はなるべく早めの時間に食べ始めて、ゆっくりと楽しく食べる」というのが、私の食事スタイルです。もちろん、基本は「お腹が空いてから食べる」のですが、こころとからだのバランスが安定していて、自然界のリズムと同調している状態だと、夕方（十八時前）にはお腹が空いてきます。

以前、私がまだ会社勤めをしていた頃のことですが、帰宅時間が夜の十時を過ぎてしまうことも珍しくなかったため、「食べて、お風呂に入って、すぐに寝る」という生活がしばらくの間続いていました。その頃、妻がよく心配そうに言っていたのが「昨日の夜も、息が止まってたみたい」という言葉。今でいう「睡眠時無呼吸症候群」の典型的な症状です。

たしかに、朝はなかなか起きられないし、昼間は何だか眠くなる、仕事も集中力が続かない、などの自覚症状はありましたが、「仕事が忙しいんだからしょうがない」と半ばあきらめかけていました。ただ、休みの日のように夕食を早く済ませることができた晩は、グッスリと眠れ、翌日もとても快適に過ごせました。

「もしかしたら、夕食の時間帯が関係しているのかもしれない」

ある日、そう思った私は、仕事中でも「ちょっと失礼」と軽めに夕食を摂るようにしてみました。帰宅後にお腹が空いている時は、果物など軽めのものを少しだけ食べます。すると、どうでしょう。夜もグッスリと眠れ、翌朝の目覚めはスッキリ、仕事でも集中力が途切れることなく、能率もグンとアップしたのです。もちろん、寝ている間に呼吸が止まっている、ということもパッタリとなくなりました。

冒頭で紹介させていただいた「夕食はなるべく早めの時間に食べ始めて、ゆっくりと楽しく食べる」という食事スタイルは、こうした体験が基になっています。

「就寝の三〜四時間前までには夕食を済ませるとよい」とか「午後八時を過ぎてからの食事は体内に蓄積されやすいのでその前に済ませる」ということは、昔からよくいわれてきた健康のコツです。

先人たちは、自らの体感から「夕食」と名付けたように思います。

夕方に食べるから夕食というのであって、遅い時間に食べるのは夜食です

ヒント26

息

「息」という字は、自らの心、と書きます。これは、こころの状態が「息」に反映され、「息」の状態もまたこころに反映されていることを表しています。

リラックスしている時や、楽しくこころ穏やかな時などは、深く、ゆっくりとした呼吸ですが、逆に、仕事に追われていたり、ストレスを感じていたりする時などは、浅くて早い呼吸になっています。そんな時に、大きく深呼吸をするとなんだか氣持ちが落ち着くのは、呼吸もまた、こころにはたらきかけているからです。

息を整えると、こころも自然に整います。氣持ちが迫《せ》っていたり、落ち込んだりした時には、こころ穏やかな時のように「深く、ゆっくりとした呼吸」をしてみましょう。呼吸が、こころとからだをゆったりとリラックスさせてくれるはずです。

「呼吸」は本来、読んで字の如く「吐いてから、吸う」ものです。

これからまさに生命の活動が始まろうとする赤ちゃんは「オギャーッ」と泣いて（息を吐いて）生まれてきますし、人が亡くなる時は「息を引き取る」といいます。

人間界での一生も、吐いて始まり、吸って旅立つようになっているのです。

このことは、「呼吸は、吐く方に意識を向けましょう」という様々な「呼吸法」の教えにも通じます。

●息を整えてみましょう

心身統一合氣道会会長の藤平《とうへい》信一先生に教わった「氣の呼吸法」をベースにした息の整え方です。
一、まずはリラックス。肩の力を抜いて、楽な姿勢になりましょう。
立っていても、座っていても、寝ていても構いません。リラックスしていることがたいせつです（座って行う場合は、腰骨〈仙骨〉を立てて、両肩を上下に動かしやすい姿勢がいいでしょう）。

二、呼吸に意識を向けながら、ゆ〜っくりと息を吐きます。無理のない程度に、なるべく長〜く吐いてください（口を「あ」と発音する時の形にすると、吐きやすくなります）。

三、吐き出したら、あとは自然に入ってくるはずです。静かに、ゆったりと、鼻先から花の香りを嗅《か》ぐように吸います。氣持ちの良い程度に数回繰り返しましょう。

慣れてきたら、最後に吐く息が無限小に静まっていく感覚があるはずです。呼吸のリズムに合わせて心身が浄化され、エネルギーがチャージされるイメージを組み合わせてみるのもよいでしょう。

お腹に意識を置く「腹式呼吸」や、足の裏に意識を置く「足心呼吸」など、様々な方法がありますが、いずれの方法においても、リラックスして、こころが穏やかな時の呼吸のように、なるべく長く、ゆっくりと息を吐くことがポイントです。

長息《ながいき》は、長生き。ゆったりとした呼吸は、健康・長寿の秘訣なのです。

息は、自らの心と書きます。こころの状態が呼吸に反映され、呼吸の状態もまたこころに反映されるのです

ヒント27

念

「息」という字は「自らの心」、「念」という字は「今の心」です。

こころの状態は「息」に反映されてからだに表れますし、自らの今のこころもまた、からだの健康状態に反映されています。

「念」とは、氣持ちや想いのこと。つまり「どんな氣持ち（想い）で過ごすことが、こころとからだの健康に良いのか」ということを、先人たちはこの一字を通して教えてくれているのです。

詩人の坂村真民《しんみん》さんは、次のような詩を詠んでいます。

「今」

大切なのは

かつてでもなく

これからでもない

一呼吸
一呼吸の
今である

「今を生きる」
咲くも無心
散るも無心
花は嘆かず
今を生きる

（坂村真民詩集『鳥は飛ばねばならぬ』より）


無心でその生涯をまっとうする花は、自然の摂理を体現しています。

未来のことを思い煩ったり、過去のことを後悔しても、あまり意味はありません。

それよりもたいせつなのは、今、目の前にいる人をたいせつにし、今、目の前にあることをたいせつにする、ということ。

今、この時をたいせつに生きることの延長が未来を創り、また過去の体験をも良い記憶に創り変えていくのではないでしょうか。

今のこころが、からだを動かし、健康や環境を創ります。今を明るく生きることで、過去も未来も照らされていくのです。

「念」という字は、そうした自然の摂理を教えてくれています。


今の心と書いて、念となります。今のこころが、「これから」を創り、そしてまた「これまで」をも創っているのです

Column

言葉に宿る力「言霊」

日本人は昔から「言霊《ことだま》」といって、言葉には大きな力が宿っていると考えてきました。

口で十回同じ言葉を唱えると現実になる、ということを「叶う」という漢字で表しているのも、先人たちが言葉の力をたいせつにしてきた証です。

こころの状態は、言葉に反映され、やがて現実を創っていきます。そして、言葉もまたこころにはたらきかけますから、ふだんどんな言葉を使っているのかが、こころとからだの健康状態や生活環境を大きく左右していることになります。

二十六歳の時にイスラエルへ一人旅をし、そこで出会った一人のお婆さんから「ありがとう」と「感謝します」という、ツキを呼ぶ二つの言葉を教えてもらったという五日市剛《いつかいちつよし》さんは、この言葉を意識して頻繁に使うようになってから、人間関係や仕事、健康などすべてのことが大きく好転したといいます。

「イスラエルに行った当時の僕はとても短気で、誰かと話す時もケンカ腰になってしまうことが多く、人間関係でとても悩んでいたんです。ところが、お婆さんから教えてもらったこの二つの言葉を使うようになってから、状況が一変しました。こころがとても落ち着いて、何でも前向きに捉えられるようになったんです。体調もよく、人間関係も円滑になりました。僕のあまりの変わりように、周りの人たちは相当驚いたようです。

嬉しいことがあった時に、ありがとう、感謝します、と言うことはあたりまえですが、この言葉の本当の凄さは、アクシデントが起こった時や、つい腹が立ってしまった時に使うと、もっとよくわかるんです。何が起きても、とりあえずは『ありがとう』と言ってみる。すると、状況が良い方向へ進み出します。良くないことは重なるもの、と言いますが、それは起きてしまったことへのマイナスの氣持ちをいつまでも引きずっているから、同じような現象を呼び寄せてしまうんです。『ありがとう』という言葉には、その連鎖《れんさ》を断ち切って、良い現象を引き寄せる力が宿っています。そしてそのことに対して、素直に『感謝します』と言うことで、さらに良い循環が起こっていくのです」

この時のエピソードを書いた『ツキを呼ぶ魔法の言葉』（講演筆録）は、口コミだけで百二十万部を超える大ベストセラーとなりました。

「口は一つで、耳は二つ」という、からだのつくりが表しているように、口から出る言葉は、二倍の力となって自らの耳から入り込み、健康状態や環境を創っていきます。言葉には、「言霊」という大きな力が宿っているのです。

帯津良一の養生講話

人生の真価は朝にある

日本は瑞穂の国。瑞穂とはみずみずしい稲の穂。すなわち、わが国は〝米〟の国です。私の夕食は毎日が最後の晩餐《ばんさん》なのですが、いつも米の国に生まれた幸せを噛み締めています。

なぜ最後の晩餐なのかと言いますと、私たち、がん治療の現場で働く者にとって最大の関心事は、いかに患者さんの死に対する不安を和らげることができるかにあります。がん患者さんに限らず生きとし生ける者、多かれ少なかれ、死に対する不安を抱いています。

ある意味、これは宿命のようなものですから、これを全部拭い去ろうなんてことは、大それた話です。そこで少しでも和らげることができればという気持ちになってくるものなのです。いろいろ腐心しましたが、なかなか妙案というものが湧いてきません。

そんなときに、青木新門さんの『納棺夫日記』（文春文庫）に出会ったのでした。

そこには、

「死に直面して不安におののく人を癒すことの出来る人は、その患者さんより少しでも死に近いところに立てる人だ」

と書かれていました。思わず、わが膝を叩いたものでした。そうだ、少しでも死に近いところに立たねばならない。それにしても、今日が最後の人もいるわけですから、そう悠長なことを言っている暇はありません。きわめて狭い隙間に、私の太鼓腹を押し入れていかなくてはならないのですから。

これはどうも毎日、死の淵を歩いていなければならないと思いました。そこで今日が最後の日と思って、日々生きていくことにしました。七十歳代も半ばともなれば、それほど難しいことではありませんよ。

今日が最後の日となれば、毎日の夕食は最後の晩餐ということになります。最後の晩餐ということになると、自ら背筋はぴんと伸び、ある種の覚悟のようなものが臍下《せいか》丹田《たんでん》に芽生えて、ときめきをもって食卓に向かうことになります。

ビールもウイスキーも、鰹の刺身も湯豆腐もじつに美味しく、輝いて見えますが、なんといっても締めは米飯です。特に注文するわけではありませんが、ありがたいことに私の好みのものが出てきます。

思い出すままに挙げてみますと、にんじんご飯、グリーンピースご飯、しらすかけご飯、麦とろなどに、季節のものでは竹の子ご飯、松茸ご飯など。いや、一番好きなのは、湯豆腐の残りの醤油の染み込んだ刻み葱を熱々の白飯にたっぷりとかけて食べることかもしれません。

中国では、大は宇宙から小は私たちの細胞の一つ一つにまで、遍《あまね》く存在する生命の根源物質を〝気〟と呼んで重視しています。この字の原型は〝氣〟で、米を炊いて湯気が立ちのぼっている図です。つまり、米を炊いたご飯こそ、私たちの生命の源なのです。瑞穂の国の命名の由来も、ここにあることはまちがいありません。

豆類も大好きです。効能について言えば、ビタミン、ミネラル、フィトケミカルなどが集まって、私たちの生命活動の基を築いているように、その上質の蛋白質は〝畑の肉〟と呼ばれているくらいです。

大豆についてだけ挙げてみても、副食としてはじつに多士済々で、これがなかったら和食が成り立たなくなるのではないでしょうか。調味料としての醤油と味噌。初鰹にはニンニク、白菜の浅漬けには七味唐辛子とくれば、醤油がなければどうにもなりません。

味噌汁の具で好きなのは、大根の千切りに茄子の輪切り。ジャガイモと豆腐といったところでしょうか。特に、大根の千切りの味噌汁に七味唐辛子をたっぷりかけたものをザブリとご飯にかけたものは、これだけで十分で、ほかの副食は要らなくなるから困ったものです。

あっ！　もう一つ忘れていました。学生時代の名残で、油揚げともやしと豚肉の細切れの具沢山の味噌汁。かけて好し、そのままで好し。

納豆は、多めの醤油でよくかき混ぜて、黒々と仕上げたものを熱々の白飯の上に少量のせて食べるのが好きで、葱《ねぎ》も生卵も要りません。しかし、最近の納豆は人工的に納豆菌を入れすぎるのでしょうか。ねばねばが強すぎて、そこら中がねばねばだらけになるので閉口してしまいます。

豆腐はなんといっても湯豆腐です。夏でも湯豆腐。形式も一定していて、何十年も変わらない。アルミか鉄製の浅い鍋の中央に、寿司屋さんでいただいた湯飲み茶碗を置いて、このなかに半分ほど生醤油を入れます。刻み葱もどっさり入れる。そして、中央の茶碗の周囲に立方体の豆腐を配して終了。

あとは火を入れて、ほどよく煮えた豆腐を茶碗のなかに漬け、刻み葱といっしょに引き上げて食べる。じつに旨い。醤油も葱もいっしょに煮えているところが旨さの、そして飽きない秘密なのかもしれません。

もう一つは麻婆豆腐。これは外食ですが、好きなスタイルのものしか手を出しません。豆腐はやや大振りで正立方体。角は鋭く、かつ品性を感じるのがいい。挽き肉入りの味噌は少ないほうがいいですね。

別に数えたわけではありませんが、均せば一年のうちの四分の三は、豆腐を食べているのではないでしょうか。前立腺に関するトラブルが皆無なのは、豆腐のイソフラボンのおかげと感謝しています。

油揚げも好きです。煮付けはいつでも来いですが、焙《あぶ》ったものを手で引き裂いて、醤油をさっとかけたもので軽く一杯が好きですね。不思議なことで、包丁できちんと切ったものではこの味が出ません。

五色豆。大豆と細かく切ったにんじん、牛蒡、こんにゃく、昆布などといっしょに煮たものですが、これも和食の粋です。酒の肴としては一級品だと思っています。おからの煮付けも格好の酒の肴です。味は濃いめがいい。

こうして列挙してみると、私は大豆製品で育てられているのではないかと、しみじみ感謝の念が湧いてきます。

次に、息を整えると心と身体が整う、とは気功の三要、調身、調息、調心のことでしょう。

調身とは、身体の有り様を調えるということで、基本は上虚下実、すなわち、上半身の力が抜けて、臍下丹田、腰脚足心に力が張った状態です。

調息とは、呼吸を調えるということで、基本的には呼気をより強く意識することです。そうすることによって、自律神経のうちの副交感神経が優位にはたらき、情報化社会、ストレス社会でどうしても交感神経が優位になっている状態を是正して、正しいバランスを回復します。さらに呼吸は、体内で増大するエントロピーを捨て去ることによって、体内の秩序を回復するという大きな仕事を担っています。

そして調心とは、雑念が去って何ものかに集中できる心を作ることです。心を一つところにとどめず、全身に広げておいて、いったん緩急あらば、いかなるところからでも集中できる心を養うことにほかなりません。

この三要のうち、いずれが最も大事かということはなく、三者が影響を及ぼし合って、全体としてスパイラルに向上していくのです。たとえば、調身が調えば、調息も調心もうまくいく。調息が調えば、調身も調心もうまくいく。調心が調えば、調身も調息もうまくいくというようにです。

それから、一日の計が朝にあるというのも、養生の鉄則の一つです。中国では古くから、養生の道の一つとして〝起居を慎む〟ということが言われています。起居を慎むとは、すなわち、早寝早起きです。

私は元来が朝型で、現在は午前二時半に起床、三時に迎えのタクシーに乗り、三時四十分に病院に入ります。もちろん、管理棟には誰もいません。七時半の気功の時間までの四時間、さまざまな仕事をこなしていきます。この間の充実さったらありません。

最近では、まちがいなく、人生の味わいも深くなっていきます。

人生の真価は朝にある、とつくづく思っています。

第四章　快眠と快便のコツ

ヒント28

快眠のコツは朝いちばんにあり

枕に頭をつけた数秒後には、もう寝息を立てている……。

周りの人たちからうらやましがられる、私の就寝時の姿です。

「どうしたら、そんなふうに寝られるの？」という質問に、私はこう答えています。

「起きたらすぐに太陽の光を浴びる。まずは、それがスタートです」

私たちのからだは、太陽の光を浴びてから十四〜十六時間後に「眠くなるホルモン」が分泌されるようにできています。

そのため、例えば朝六時に太陽の光を浴びると、夜二十〜二十二時にはちょうど良い眠氣がさしてくる、というのが自然のリズムなのです。

曇りの日であっても、室内の照明よりは外光の方が明るいですから、まずはカーテンを開けて外の光を取り込むことが、快眠のスイッチを入れる第一歩となります。

「お日様セラピー」を提唱している東邦大学医学部教授の有田秀穂先生によると、太陽の光にはセロトニンという脳内物質の分泌を促《うなが》す効果があるそうです。

セロトニンは、自律神経のバランスを調整し、こころとからだを健康に保ってくれる神経伝達物質で、睡眠の質を高めてくれるはたらきもしています。

●セロトニン神経を活発化させる三つの方法

一、太陽の光を浴びる……朝に太陽の光を浴びると、こころとからだのバランスが整い、一日中元氣に過ごせます。

二、一定のリズムでからだを動かす「リズム運動」を行う……呼吸法や太極拳、ウォーキング、水泳、ダンスなど、一定の動きを繰り返して行う運動が効果的。また、咀嚼《そしゃく》もリズム運動になるので、ゆっくりとよく噛んで食べることは、とてもたいせつです。

三、人や動物と触れ合う機会をなるべく多く持つ……話をしたり、触れ合ったりすることでもセロトニンは活性化されます。誰かと話をする、マッサージをしてもらう（または、してあげる）、ペットを撫でる、など、意識してコミュニケーションの機会を増やしましょう。

快眠のコツは、朝いちばんの習慣にあります。

まずは、カーテンを開けて、太陽の光を浴びることから一日をスタートしましょう。

起きてすぐに太陽の光を浴びることで、快眠スイッチがオンになります

ヒント29

昼寝と二度寝の効用

「食べてすぐ寝ると牛になる」とは、昔からよく言われていることですが、ほど良い時間であれば牛になるのもよい、というのが私の考えです。

実際、人間の睡眠リズムは昼と夜の二回「眠氣の山」がやってくるようにできています。基本的に、からだが欲求していることは、行った方が良いのです。

また、同様の理由から、朝も「氣持ちが良い」と感じる程度の二度寝は、こころとからだを健康に保つために大いに役立つと考えます。

●昼寝の効用

昼ご飯を食べた人も、食べなかった人も「午後は、なんとなく眠くなる」ようです。

これは、人間の睡眠リズムの関係から、昼と夜の二回「眠氣の山」が訪れるためで、

自然の摂理に適った現象です。

労働省産業医学総合研究所（現・労働安全衛生総合研究所）が、二十代、三十代の男女三十人を対象に行った昼寝に関する調査では、昼食後にそれぞれ「十五分間の仮眠」「四十五分間の仮眠」「仮眠なし」という三つのグループに分けて「一定時間内に英文を書き写す」というテストを行ったところ、「十五分間の仮眠」グループでもっともミスが少ないという結果が出ました。

また、福岡県の名門公立高校で行われた実験では、約一ヵ月半にわたって昼休みに十五分間の仮眠を続けた生徒のグループに、明らかに学力向上の傾向がみられたそうです。

・良い昼寝のポイント……目覚めの氣分が良く、主睡眠に影響しないこと。時間には個人差がありますが、長くても十五〜二十分程度を目安にするとよいでしょう。

●二度寝の効用

これから一日をスタートさせようとする朝の時間帯に、コルチゾールという別名「抗ストレスホルモン」（またの名を「幸せ物質」）が分泌されます。

このホルモンは、目覚めのタイミングに合わせて分泌量が一氣に増えることから、日中のストレスに対する準備をしていると考えられています。

二度寝によってコルチゾールが増加することは確認されていませんが、「幸せ物質」とも呼ばれるホルモンがちょうど分泌している時間帯にまどろんでいる幸福感は、きっとこころとからだの健康にも良い影響を及ぼしていると考えることができます。

・良い二度寝のポイント……昼寝と同じく、目覚めの氣分が良いことがたいせつです。私の経験では、五〜十分間程度まどろんでいるくらいが、もっとも癒し効果が高いように思われます。

質の良い昼寝と二度寝に共通するのは「ほど良い時間」ということ。

このような睡眠の様子を表す「まどろむ」という字が「微睡む」と書くことからも「微《かす》かな睡眠」が理想的であることがわかります。

個人差もありますが、氣持ち良く起きられて、主睡眠に影響を及ぼさない程度に「まどろみ」を楽しみたいものです。

上手な昼寝と二度寝は、ストレスを軽減させる効果があります

ヒント30

健康長寿者に多い睡眠時間は？

私たちの睡眠は、眠りの浅い「レム睡眠」と、眠りの深い「ノンレム睡眠」が約九十分間のワンセットになっています（※）。

これは、地球が二十四時間で一日の自転をしているということに関係している自然界のリズムですので、基本的には、このワンセットの倍数の時間（百八十分、二百七十分、三百六十分、四百五十分……）で起床すると、目覚めの氣分がとても良いのです。

日本とアメリカで百万人以上を対象とした「睡眠時間と寿命の関係」の追跡調査では、約六時間半～七時間半の睡眠をとっている人たちが、もっとも死亡率が低いという結果が出ました。また、肥満についても同程度の睡眠時間をとっている人たちが、もっとも肥満度が低かったことから、健康を保つために必要な睡眠時間の目安は、レム睡眠とノンレム睡眠のセットを四～五回繰り返す程度ということになります。

ただし、理想の睡眠時間は人それぞれで、連日四時間程度の睡眠でも、健康・長寿を達成している先達がたくさんいますので、「約六時間半～七時間半」というデータは、あくまでも一つの目安にしていただけたらと思います。

「睡眠時間と寿命の関係」を調査研究したカリフォルニア大学サンディエゴ校のダニエル・クリプペ博士は、理想的な睡眠時間の考え方について「睡眠は食欲と似ている。欲望にまかせてものを食べると、食べ過ぎて健康を害する。睡眠も、眠たいからといって、いつまでも寝ているとからだに良くない」と述べています。

また、江戸時代からのロングセラーとなっている『養生訓』にも「寝過ぎに注意すること」という内容の言葉が、何度も登場します。

何ごともほどほどがいい、という「腹八分目」の考え方は、すべての生活習慣に言えることのようです。

環境や食べもの、運動などの生活習慣や、体質、年齢、季節などによっても、理想的な睡眠時間には個人差がありますが、基本はやはり、からだの声を素直に聴くこと。「八分目」をこころがけつつ、自分なりのリズムに氣づくことがたいせつです。

※一般的に約九十分間といわれている「レム睡眠とノンレム睡眠」のリズムですが、

体質などによっても個人差があり、一説には百二十分というリズムの人もいるようです。自分なりの「氣持ち良い睡眠リズム」を見つけてください。

理想的な睡眠時間には個人差があります。自然のリズムに則《のっと》った睡眠を心がけましょう

ヒント31

こころもからだも大いに動かそう

数年前、新聞の投稿欄に次のような内容のお便りが掲載されていました。

私たち老夫婦のところに、小さな孫が泊まりがけで遊びに来ました。ちょうどやんちゃな年頃の男の子を退屈させまいと、その日から一緒に山を歩いたり、魚釣りに出かけたり、折り紙を折ったり……と、楽しく充実した数日間を過ごしました。そんな中、ふと氣がつくと「あれっ？　食欲不振も、不眠も良くなっている！」。小さな孫は楽しい想い出と一緒に、思わぬプレゼントまで置いていってくれたようです。

ふだんはなかなか寝付けなくて食欲もあまりなかったというこのご夫婦ですが、お孫さんと充実した毎日を過ごすうちに、からだと一緒にこころも良い運動をしていたようです。

この体験をきっかけに、二人で美術館や映画鑑賞を楽しむようになり、食事も美味しく食べて、ぐっすりと眠れる日が続いている、ということも書き添えてありました。

こころとからだの運動量は、睡眠の質を大きく左右するのです。

●こころとからだの運動量を高めるために

・毎日の家事をこまめに、こころを込めて行う
・なるべく車を使わずに、周りの景色を楽しみながら歩く
・エレベーターやエスカレーターよりも階段を使う
・たまには映画やコンサート、外食などに出かける
・いろいろな人と積極的にコミュニケーションをとってみる

ふだんの生活の中でも、こころとからだの運動量を高める機会はたくさんあります。こころとからだが氣持ち良いと感じることを、毎日の生活習慣にしたいものです。

こころとからだの運動量が、睡眠の質を高めます

ヒント32

快眠のための5Sとは？

人間の脳は、体温が高くなると活発にはたらき、低くなると休息して眠りに入ろうとします。これは、昼間の活動的な時間帯にもっとも体温が高くなって、就寝中にもっとも低くなることからもわかります。

就寝の三〜四時間前までに食事を済ませて、軽い運動や入浴などのタイミングを上手に合わせることで、寝床につく頃には、ちょうど体温が下がり始めます。

「枕に頭をつけた数秒後には、もう寝息を立てている」という理想の寝付きのためには、こうした「体温が低くなるタイミング」に合わせて寝床につくと良いのです。

●室温と湿度

寝室の気温は「暑過ぎず、寒過ぎず」が基本です。

冬は16〜19℃、夏は26℃くらいが「氣持ちよく眠れる室温」といわれています。湿度は50〜60％前後を目安にすると良いでしょう。

●寝具・パジャマ

枕は「自然に寝返りがうてるもの」がお薦めです。

「寝返り」は、昼間の疲れやコリをほぐして、からだのバランスを整えてくれるたいせつなはたらきなので、「枕がない方が寝返りをうちやすい」という方は枕なしでも構いません。

パジャマも、きつくない、ゆるめのものが良いでしょう。

寝具もパジャマも「氣持ち良いこと」が、もっともたいせつです。

●照明

就寝の一時間くらい前から部屋の照明を少し暗めにして「もうそろそろ寝ますよ

ぉ」と、からだに知らせておくことでも、寝付きは良くなります。

貝原益軒さんが『養生訓』の中で「夜やすむ時は、灯《あか》りをともしてはいけない。魂魄《こんぱく》が定まらないからだ」と述べているように、就寝中もなるべく暗くした方が睡眠の質を高められるようです。

●就寝前の過ごし方

快眠は「寝る一時間前が決め手」とも言われています。

就寝の一時間くらい前に、ぬるめ（38〜40℃くらいで、氣持ちよく感じられる湯温）のお風呂に入ることや、入浴後にストレッチなどで軽めにからだを動かすことで、体温はちょうど良いタイミングで下がり始めます。

テレビやパソコン操作などは、なるべくしないようにして、こころとからだをリラックスモードにしてあげましょう。

就寝前の準備について、いろいろと紹介しましたが、基本は「眠くなったら寝る」という、「こころとからだの声を素直に聴くこと」です。

自分なりのベストな「快眠のコツ」を見つけるための参考としてご活用ください。

室温、湿度、寝具、照明、就寝前の過ごし方の5Sは、睡眠の質に大きく関係しています

ヒント33

朝にコップ一杯の白湯を

自然界が生成発展して循環を繰り返しているように、私たちのからだも摂取と排泄という循環を繰り返して健康を保っています。

排泄がうまく行われている状態、いわゆる「快便」は、この循環を滞らせないために、とてもたいせつなことです。

快便のためには、腸が状況に応じてリズミカルに収縮を繰り返して排泄を促してくれる「蠕動《ぜんどう》運動」が、きちんと行われていること。そして、そのはたらきをコントロールする「自律神経」のバランスが整っていることが重要です。

『なぜ、「これ」は健康にいいのか？』の著者で順天堂大学医学部教授の小林弘幸先生は、快便のコツとして「朝の起きがけにコップ一杯の水を飲むこと」を勧めています。「起きてすぐに飲む一杯の水」には、胃腸の蠕動運動を促し、自律神経のバランスを整えてくれる効果があるのです。

私も長年、常温の水か少しぬるめの白湯を飲んでいますが、これは、中国へ行った時にレストランで出てきた「ぬるいビール」がきっかけです。

日本で冷たいビールに慣れていた私は「からだを冷やすと健康によくないから、常温でお出しするんです」という説明に、カルチャーショックを受けながらも「さすが、医食同源の国だなぁ」と、とても感心してしまいました。

以来、朝の起きがけの一杯は、常温の水か、ぬるめの白湯《さゆ》。ビールは、相変わらず冷やして飲みますが、まぁこれは、からだが喜ぶ方を臨機応変に選択している、ということにしておきましょう。

朝起きてすぐに飲む一杯の白湯は、胃腸のはたらきを整えてくれます

ヒント34

ご飯をしっかり食べていますか？

私たちのからだは、基本的に「食べたものが出てくる」ようにできています。

つまり、何を食べたか、ということが、便の状態に大きく影響しているのです。

便は、「便り」とも読みます。からだの健康状態と、理想の食生活を教えてくれる「からだからの手紙」（♪「カナダからの手紙」ではありません）が「便」と考えるとわかりやすいかもしれません。

では、どんな食生活が「快便」につながるのでしょうか。

第三章で述べたように、先人たちは、「便」を「糞《ふん》」とも書き表していました。米が異なると書いて「糞」。つまり、穀類を主食とした食生活が快便につながることを示してくれていたのです。

実際、米は小腸で消化された後も、水分を含んだまま大腸に送られますから、便を軟らかくして、排泄しやすいようにしてくれるはたらきを備えています。玄米や分搗《ぶづ》き米になると食物繊維もより豊富に含まれるため、いっそうの効果が期待できるでしょう。

ご飯を主食にすると、味噌汁や漬け物、お浸し、納豆、切り干し大根、ひじき、昆布巻き、酢の物など、食物繊維が多く含まれていて、さらに「発酵」という手間をかけたおかずが多くなります。

食物繊維と発酵食品は、どちらも腸内環境を整えてくれる強い味方。

ご飯を主食にした和食メニューは、快便のためにもお勧めの献立なのです。

歯の構成比率からもわかるように、私たち人間は「穀食動物」です。

からだのつくりが教えてくれることは、自然の摂理に適っているのです。

ご飯を主食にした和食メニューは、快便のためにもお勧めの献立です

ヒント35

お腹のマッサージ法

からだの隅々にまで栄養素を行きわたらせている血液は、心臓のポンプ作用で全身に送られています。心臓はそのための栄養分を肝臓から受け取っていて、その肝臓へ運ばれるもともとの栄養素をつくっているのが「腸」です。

つまり、私たちの健康状態は、腸のはたらきに大きな影響を受けているということになります。

便秘が改善すると、肌がきれいになったり、からだが温かくなって全身が軽くなったり、という嬉しい実感が伴いますが、これは腸の動きが良くなって腸内環境が整ったために、からだ全体に行きわたる血液の質も改善されたからと考えることができます。

腸の動きが良くなると、氣や血液の流れもスムーズになり、腸内環境もどんどん良くなっていきます。

●腸をほどよく刺激するマッサージ法

・お腹をやさしく撫でる
おへそを中心にして、円を描くように周りをやさしく撫でてあげましょう。硬く感じられる部分は、少し念入りに行います。

力の入れ加減や撫で方は、氣持ちよく感じる程度です。
・腹式呼吸

息を吐きながらお腹をへこませ、息を吸いながらお腹を膨らませる、という呼吸法で、息を吐く方に意識のウェイトを置き、吸う時よりも長めに吐き出します。自律神経のバランスを整えてくれるので、就寝前に行うと快眠効果もあります。

また、腸は「刺激が加わると動く」という性質を持っています。快便で「こころとからだの健康」を保つためにも、腸にほどよい刺激を与えて蠕動《ぜんどう》運動を促し、氣と血液の流れを整えましょう。

腸がしっかり動いていると、氣や血液の流れもスムーズになります

ヒント36

よく歩く人は快便

「食後には三百歩ほど歩くとよい」と言ったのは、江戸時代に『養生訓』を著した貝原益軒さんです。

食後に限らず、よく歩くことは消化・吸収や排泄といった基本的な生命活動をスムーズにしてくれる効果があります。これは、歩くことで足の裏にあるたくさんのツボが刺激されたり、全身運動による代謝の活発化や、自律神経のバランスが整うことなどによるもので、よく歩く人に「快便」が多いのもそのためです。

私は、貝原益軒さんの訓《おし》えにならって、食後によく散歩をします。朝食後に五百歩ほど、昼食後に千五百歩ほど、夕食後に二千歩ほどで、時間にすると、それぞれ五分、十五分、二十分ほどになります。

食べてすぐにではなく、お腹が落ち着いた頃にテクテクと出かけていくわけですが、これがとても氣持ち良いのです。

もちろん「食後はゴロンと横になるのが、何よりの幸せ」という方は、からだの声を素直に聴くことが大切ですから、それも結構なことです。ただ、そういった方も、少し休んでからちょっと歩いてみると、からだがとても喜ぶのを感じることができるでしょう。そして「快便」を実感できるはずです。

●氣持ちの良い歩き方

「急がずに、なるべくゆっくりと」が、私の歩き方の基本です。

歩くことが目的、というよりも、周りの景色を楽しむついでに歩く、といった感じです。

歩く、という字は「少し止まる」と書きますから、周りの景色に見とれながら、時には少し止まって楽しむくらいがちょうど良いのです。

また、歩数を氣にしない方が楽しいので、歩数計は持ちません。

歩く姿勢は、なるべく背筋を伸ばした方が氣持ち良いでしょう。

ゆっくり歩くと、呼吸もゆっくりと深くなります。

ゆっくりとした深い呼吸は、自律神経のバランスを整え、こころとからだをより健康にしてくれるのです。

よく歩くことが習慣になると、快便も習慣になります

Column

「ニコニコ」と「ゆっくり」が快眠・快便のコツ

昔からよく「急がばまわれ」と言います。

急いでいる時は、こころが既に次のことを考えているので、それに伴ってからだも忙《せわ》しく落ち着かなくなり、早くて浅い呼吸になってしまいます。

早くて浅い呼吸は、緊張している時や不安な時の状態なので、呼吸がこころとからだをそちらの方向へ導いてしまう結果、間違った判断をしやすくなってしまうのです。

「急がばまわれ」は、急いでいる時ほどゆっくり慎重に、ということですが、これは自律神経のバランスからも説明がつきます。

ゆっくりと動くことで、呼吸も深くゆっくりになり、自律神経のバランスが整って、より正しい判断ができるようになるので、結果的には、より正確で早くできることになります。

「ゆっくり」は、自律神経のバランスを整えてくれるとても重要なキーワードなのです。

もう一つ、重要なキーワードがあります。それは「ニコニコ」です。

子どもの笑顔を見ると、思わずこちらも笑顔になって、その瞬間にたくさんの元氣をもらっていることに氣づきます。

目尻が下がって、口角が上がると、私たちの自律神経のバランスは整えられます。これは、たとえ「作り笑い」であっても、効果のあることが確認されています。

逆に、眉間にシワが寄って、口角が下がる表情（俗にいうしかめっ面）は、顔の筋肉を緊張させ、自律神経のバランスを崩してしまいます。

笑顔もしかめっ面も、少なからず周囲に伝播《でんぱ》するものです。つまり表情は、自らのこころとからだの健康を左右するばかりでなく、周りの人たちの健康をも左右するほどの力を持っているのです。

前出の順天堂大学医学部教授・小林弘幸先生は、著書『なぜ、「これ」は健康にいいのか？』の中で、次のようにおっしゃっています。

「自律神経のバランスのいい人は腸の状態がよく、自律神経のバランスが悪い人は腸の状態も悪い。同じく、腸の状態がいい人は自律神経のバランスが整いやすく、腸の状態の悪い人は自律神経のバランスも整いにくい」

快便かどうかは、腸の状態に大きく左右されますから、自律神経のバランスが整っていることがとてもたいせつです。

また、自律神経のバランスが整っている人は、睡眠の質も高いことがわかっています。

快眠も快便も、自律神経のバランスがたいせつ。つまり「ニコニコ」と「ゆっくり」が、快眠と快便のコツなのです。

帯津良一の養生講話

快眠と快便について

朝一番に朝日を浴びるのが快眠の第一歩というのは、よくわかりますね。第一章で紹介した有田秀穂教授の「セロトニン説」から見ても、その通りなのです。日が暮れて、夜の帳《とばり》につつまれる頃、脳内物質であるセロトニンからメラトニンが作られるそうです。

メラトニンは睡眠ホルモンですから、これが増えるということは快眠につながるのは言うまでもありません。そして、セロトニンを増やす方法として、朝日を浴びるというのがありましたね。だから、朝日↓セロトニンの増量↓メラトニンの増量↓快眠という図式が成り立つのです。

さらに、メラトニンには抗酸化作用があるそうですから、快眠によって自然治癒力が高まる結果になり、快眠が養生法の一つであることの証拠にもなります。

陽明学者として人気の高い安岡正篤《やすおかまさひろ》先生に「日の出とともに起きて庭の花に水を遣

る」という言葉がありますが、昔から大好きな言葉です。

また、岡本太郎さんは暗いうちに庭に出て、全身全霊で朝日を浴びたそうです。昇る太陽に向かって大きく両腕をかかげて「芸術は爆発だ！」と叫んでいる姿が目に浮かぶようです。

私はというと、暗いうちに病院に入ってしまうので、朝日の恩恵に浴したことはありません。仕事の途中で外に出て朝日を浴びたらどうだ、と言われるかもしれませんが、仕事に夢中になっていて、いつもその機を逸してしまうのです。

私の睡眠時間はおよそ四時間です。四時間が私にとって十分な時間か、と問われれば、決してイエスとは答えることはできないでしょう。午前十一時頃に、猛烈に眠くなることがあり、患者さんの診察をしていて、不覚にも居眠りをしてしまうことが時にあるからです。

患者さんはさぞかしびっくりすることと思いますが、その患者さんが診察室を退出すると、アテンドしていた看護師が、厳しい口調で「先生！　寝てください」と言いながら、後ろのカーテンを閉めます。私は椅子に座ったまま、両足を机の上に乗せて、一気に深い眠りに入ります。

そして、自然にすっきりした気持ちで目覚めます。あぁ！　よく寝た！　とばかりに時計を見ると、五分しか経っていないのです。このような経験から、昼寝は五〜十五分くらいが最適で、それ以上長い昼寝はよくないようです。

このことは貝原益軒先生も『養生訓』のなかで、繰り返し強調しています。そのほかにも彼は、寝るときの姿勢は〝獅子眠〟といって、両脚を曲げた側臥位をすすめ、また就寝前の心構えとして髪をよくすき、湯で足を洗い、熱い茶に塩を入れてのうがいを励行していたようです。養生としての食や運動について、あれこれ思いを巡らせるのですから、眠りについてもそれなりの配慮をするのは当然ではないでしょうか。

また、睡眠時間については人それぞれだと思います。私の場合も、同じ四時間でもその深さは日によって違います。就床するやいなや、あっという間に眠りにつき、ごく自然に定刻の午前二時半に目覚めたときは、じつにさわやかで診療中に眠くなるようなことはありません。四時間あれば十分なのです。

ところが、わずか四時間のことなのに途中で目覚めたり、あるいは三時間ほどで目覚めて、そのまま午前二時半を迎えてしまうことがあります。要するに、眠りが浅いのでしょう。このようなときは、最初からすっきりしません。どうもあまり疲れなかったり、逆に疲れすぎたりするのがいけないようで、適度の疲労がよいようです。

また、睡眠誘導剤の是非についても論議があるようですが、これもあまり固く考えなくてよいようです。人それぞれでよいのではないでしょうか。有名な読売新聞の会長さんと対談してわかったのですが、仕事に対する飽くなき情熱と奥様に対する深い愛情を胸に、八十六年にわたって凛として生き抜いている一方、若いときから睡眠誘導剤を離したことはないそうです。会長さんの壮絶にして輝ける人生と睡眠誘導剤とは、まったく次元の違う話のようです。

私はといえば、睡眠誘導剤のお世話になったことは一度もありません。どんな世界か、一度は経験してみたいとも思いますが、まったくの未知の世界、なんとなく踏み切るのが怖いのです。

お世話になったことがないといえば、緩下剤《かんげざい》についても同じです。便秘の経験がまったくないのです。反対に、大便の回数は一日に三回ほどで、下痢のことも少なくありません。これは前に触れましたように、熱証という体質なるが故で、汗をかくように大便によって熱を発散させているものと解釈をしている次第です。

次に、快眠と快便の方法として、白隠《はくいん》（慧鶴《えかく》）さんの内観の法を紹介しましょう。

まず床に身を横たえたならば、両肩の力を抜いて息を吸います。このとき、吸いながら腹部を凹ませていきます。すなわち、逆腹式呼吸です。

腹式呼吸に順と逆があるのをご存知でしょうか。吸うときに腹部を膨らませて、吐くときに凹ませていくのを順腹式呼吸といい、その逆を逆腹式呼吸と言います。文字通り、順のほうがやり易いのですが、少し努力すれば逆を身につけるのにそれほどの困難はありません。要するに、時と場合によって、両者を使い分ければいいのです。

そして吐くとき、腹部を膨らませながら、臍下丹田、腰脚足心に気を満たしていくのです。そして、吐きながら次のように観想するのです。

この気海丹田、腰脚足心こそは私の故郷である。

この気海丹田、腰脚足心こそは私の浄土である。

これを何回か繰り返すのですが、私などはすぐに眠ってしまい、心ゆくまでできたことがありません。でも、それも効果のうちですから、回数を目標にするのではなく、あるがまま無心におこなえばいいのです。霊験あらたかなりと、白隠さんもその効果を保証してくれています。

そして、最後は歩くこと。いくら凛として老いても、足腰が弱くなったのでは様になりません。幾つになっても、馴染みの居酒屋さんには下駄履きで歩いて行きたいものです。永井荷風の『日和下駄』を思い出しました。

第五章　先人たちが教えてくれること

ヒント37

何ごとも「ほどほど」がいい

江戸時代に出版されて以来、三百年以上経った今でも時代を超えて読み継がれているロングセラー『養生訓』には、こころとからだの健康に役立つ知恵がたくさん記されています。

著者の貝原益軒さんは一六三〇年、現在の福岡県に生まれた方で、儒学者であり、教育家でもありました。また医師として臨床にも携わり、漢方の知識もたいへん豊富な人だったようです。

もともと丈夫ではなかったため、健康に良いといわれる様々なことを実践し、当時としては珍しい八十四歳という長寿をまっとうした益軒さんが、自らの体験の集大成として亡くなる前年にまとめあげたものが『養生訓』ですから、いっそう説得力を持っているのだと思います。

養生訓には「何ごとにも『ほどほど』の考え方を持つことが健康を保つ秘訣である」という意味の記述が何度も登場します。

食べ過ぎや寝過ぎ、運動のし過ぎなどを、健康に良くない生活習慣として戒《いまし》め、「多少ともよければ満足するべきで、完全に良いものを好んではいけない」という一文のように、生活全般においても「ほどほど」の考え方を持つことの大切さを説いています。

以前、評論家の竹村健一さんから「何ごとも六十点主義」というお話をうかがったことがあります。

「僕は『頑張る』というのがどうも好きじゃない。だから努力して一芸に秀でる、というんじゃなくて、興味があるものにはなんでも手を出してきました。でも努力は嫌いだから、少しやってみて楽しくないとすぐにやめちゃう（笑）。もう少し我慢してやってみよう、というのができないんですね。

それでもベストセラーが何冊も出たり、ひっきりなしに講演のお呼びがかかったりするんだから、人生には『いい加減（良い加減）』というのが必要なんだと思います」

まさに、益軒さんの「ほどほど」に通じる考え方ですね。

無理に何かをしようとすると、そこにはひずみが生じます。何ごとも完璧を求め過ぎない「ほどほど」という氣持ちをこころがけたいものです。

何ごとも完璧を求めずに、ほどほどくらいがちょうど良いのです

ヒント38

内なる欲も数々あれど

益軒さんは「内欲をこらえて少なくする」ことが大切だと言います。

内欲とは、私たちの中にある様々な欲望のことで、特に「食欲・睡眠欲・性欲」はその代表的なものでしょう。

この本能的な欲望を、人間の理性でこらえて少なくすることが、こころとからだを健康に保ってくれるというわけです。

●食欲

満腹の状態は、臓器と臓器の間にある必要な隙間を圧迫してしまうため、氣の通り道を塞《ふさ》いでしまう、という考え方です。

私たちの脳には満腹を感じて食欲を止めてくれる満腹中枢がありますが、時間差が

あるため、満腹を感じた時にはもう既に食べ過ぎてしまっています。

「お腹いっぱい」ではなく「空腹が満たされる程度」、つまり腹八分目がちょうど良いのです。

●睡眠欲

理想的な睡眠時間には個人差がありますが、こちらも食欲と同じで「ほどほど」が良いとしています。

成長期の子どもや、体調のすぐれない時などは別ですが、通常は「腹八分目」のように、「もう少し寝ていたい」というくらいがちょうど良いのかもしれません。とは言いつつ「よく寝たなぁ」という氣持ちの良さもまた、何だか健康に良さそうです。たまにはゆっくり寝坊でも、というくらいの「ほどほどさ」も、たまには良いのではないかと思います。

●性欲

『養生訓』には「接して泄《もら》さず」など、年齢に応じた性生活についても書かれています。

中国には性養生というものがあり、精を浪費し過ぎることは健康に良くないといわれているそうですから、何やら通じるものがあります。

ただ、ゲーテが七十二歳の時に十七歳の少女に熱烈な恋をしてプロポーズしたように、またピカソが八十歳で結婚をしたように、恋をすることはこころをときめかせてくれる効果もありますので、こちらもほどほど（？）を心がけるくらいがちょうどよいようです。


草木に水や肥料を与え過ぎると枯れてしまうように、人間も欲望にまかせた生活は健康に良い影響を与えません。何ごとも「過ぎない」ように慎むことが大切です。

ただし「ほどほど」にこだわり過ぎることもまた本当の意味での「ほどほど」ではありません。

ほどほどに「ほどほど」を楽しむこと。

ちょっとややこしいですが、とても大切なことだと思います。


草木に水や肥料を与え過ぎると枯れてしまいます。

人間も食べ過ぎや寝過ぎを慎むことが大切です

ヒント39

外邪から身を守る方法

健康を保つためには「外邪を防ぐことも大切である」と益軒さんは言います。外邪《がいじゃ》とは、主に風と寒さ、暑さ、湿気の四つのことで、これらを上手に防ぐ必要があるというわけです。

特に、湿による害は、風や暑さ、寒さのようなすぐに体感しやすいものと違って、「遅くて深い」と注意を促しています。

「人は風・寒・暑を恐れるが、実は湿に当たると底深く身体に入り込んで容易に治らないのである。また、酒や茶、湯水はたくさん飲まないように氣をつけ、瓜・果物・冷たい麺類を多く摂らないようにするのも内湿を防ぐためである」

湿度と共に、飲食からも必要以上の水分を摂り過ぎないことを勧めています。

やはり「からだの声に素直になること」が健康の基本のようです。

私は北海道に住んでいるので、冬になると一日中ストーブをつけています。すると、部屋の中が乾燥するため、ずっと加湿器のお世話になっていました。その間、家族が何度か体調を崩すこともありましたが、寒い冬なので、それもある程度はしょうがないものと思っていたのです。

ところがそんなある日、近所の友人宅へ行った時に、真冬なのに加湿器を置いていないことに氣づきました。友人の家族は冬の間もほとんど風邪をひかない元氣一家で有名です。

「今まで一度も加湿器をつけたことがないけど、家族全員、誰も風邪をひかないなぁ」という言葉に、益軒さんの「湿害」の話を思い出しました。

以来、我が家も加湿器のお世話になることなく、家族全員とても元氣に暮らしています。冬に体調を崩すこともありません。

湿度も自然そのままの「ほどほど」状態が良いようです。

居室や寝室では常に、風・寒・暑・湿の邪を防ぐことに留意しましょう

ヒント40

『養生訓』に学ぶ食事と飲酒

『養生訓』には、食べものやお酒の飲み方、食後の過ごし方についてのアドバイスも記されています。

●**食事**

「米飯の助けを受けて、根源の氣はいきいきと活動することができる」

私たちの歯の構成比率は、穀類を主食にすることが自然の摂理に適っている、ということを教えてくれています。

「五味《ごみ》のバランスを考えて、それぞれを少しずつ食べる」

五味とは「甘い・辛い・塩辛い（しょっぱい）・苦い・酸っぱい」という味覚のこと。こうした味のものを少しずつご飯のおかずにすることで、バランスよく栄養を摂取できる、としています。

「野菜は穀物や肉類の不足を補い、消化もしやすい」

歯の構成比率からみても、穀類の次に多く摂取する必要がある野菜には、ビタミンやミネラル、食物繊維が豊富に含まれています。

食事の最初に食べることで、血糖値の急激な上昇を抑えてくれるはたらきも確認されています。

●飲酒

「酒は天から与えられた美禄《びろく》である。ほどよく飲めば陽気を助け、血気をやわらげて食物の消化がよくなり、心配ごとから解放され、興を生じて非常に良い効果がある」

まさに「酒は百薬の長」を表した言葉です。

ただし、飲み過ぎると「水や火が人間の生活を助ける一方で、水害や火災で人間にしばしば災害をもたらすのに似ている」として、逆に害を与えてしまう一面についても強調しています。

「花は半開を看《み》、酒は微酔《びすい》に飲む」

中国の処世哲学書『菜根譚《さいこんたん》』にある言葉を引用したもので、ここにも益軒さんの「ほどほど」精神が表れています。

満開よりもこれから楽しみのある半開を好むように、酒もほろ酔い程度を楽しみなさい、ということのようです。

●食後の過ごし方

「食後には毎度三百歩ほど歩くこと」

食後は、長く休まずに少し歩くことを勧めています。

私も食後に少し休憩をとった後で散歩をしますが、これがじつに氣持ちいいのです。急がずに、なるべくゆっくりと歩くことで、食べものの消化吸収も、よりスムーズになります。

食事も飲酒も、ほどほどが健康の秘訣です。
食後には少し歩くと良いでしょう

ヒント41

あんまの勧め

頭のてっぺんには「百会《ひゃくえ》」というツボがあります。

両耳からまっすぐ上がった線と、眉と眉の間をまっすぐ上がった線の交差するところで、全身のすべての経絡《けいらく》（氣の通り道）が会する箇所であることからこの名前がついたともいわれています。

この百会を起点として、頭全体、顔、耳、首から肩、腕、肘、手先、そして背中、腰、胸、腹、股、膝、脛《すね》、足、足の裏までを、まんべんなく撫でたり、押したりすることを毎日一度は行いましょう、と益軒さんは勧めています。

特に、関節部分を丁寧に行うことは、若さを保つ秘訣のようです。

皮膚や筋肉にほど良い刺激を与えることは、血液の循環や氣の流れを良くします。

また、からだの各所に点在している内臓関連のツボに刺激を与えることも、マッサージに期待できる効用です。

また、益軒さんは「髪の生え際から下へ向かって数回撫で下ろすことは、氣の巡りを良くしてくれる」とも述べています。

「顔こすり」は、中国で古い歴史を持つ養生法の一つで、朝の公園ではこの動作を含む体操があちらこちらで見られます。内臓の状態は顔色に出ますから、顔色を良くすると内臓も元氣になる、というわけです。

手のひらや足の裏が「第二の心臓」と呼ばれているのも、内臓の状態が反映されやすいからでしょう。

このように、頭部や手のひら、足の裏に、特に多くのツボが点在していることは、血液を送り出す心臓から遠い位置に意識を向けることが、全身の血流や氣の流れを良くする秘訣であることを教えてくれているのだと思います。


一日に一度は、頭のてっぺんから足の裏まで、まんべんなくあんま（マッサージ）をしましょう

ヒント42

生命機械説を覆《くつがえ》したカント

一七二四年、ドイツの貧しい馬具匠《ばぐしょう》の家に一人の男の子が生まれました。生まれつきからだが弱く、大きな頭に薄っぺらな胸というからだつきも本人を悩ませたようです。

息づかいは常に荒く、いつも「苦しい、苦しい」という言葉を口ぐせにしていました。いちばん可愛がってくれた母親が十三歳の時に亡くなり、その後は父親が男手ひとつでこの子を育て上げますが、貧しさのためなかなか医者にかかることができません。

数年後、十七歳となった少年は、ようやく村に巡回で訪れた医師に診てもらうことができましたが、診察の結果は希望に満ちたものではありませんでした。

「残念だが、君の病気は現代医学では治せない。からだは本当に辛いだろう。しかし君は、こころまで病んでいるわけではないはずだ。君も辛いだろうが、お父さんはもっと辛いのではないかな?

そこで、一つ提案だが、これからは周りの人たちだけでも辛い思いをさせないように、辛いとか苦しいという言葉を口に出さないようにしてみてはどうだろうか?」

症状そのものが改善されなかったことに落胆した少年でしたが、今までの自分を振り返ってみて、家族にも辛い思いをさせていたことに氣づきました。

「たしかに、自分の朝いちばんの言葉は、辛いとか苦しいとかいう言葉ばかりだ。お父さんにもずいぶん辛い思いをさせてしまっていたんだな……。よし、今日からは、家族に心配をかけさせないためにも、愚痴は言わないことにしよう」

こうして、ふだんの言葉遣いを明るく前向きなものへと変えた少年に、少しずつ変化が訪れます。

「自分はいったい、いつまで生きられるんだろうか……」という、今までの消極的な思いから「辛い症状の方に意識を向けずに、健康なこころの方を向いて生きよう」という前向きな氣持ちに変わっていったのです。

言葉遣いが変わったことで、氣持ちまで前向きになった少年は、からだの具合も少しずつ良くなり、ついに、地元のケーニヒスベルク大学に進学を果たします。

その頃、世の中では「生命機械説」が主流となっていました。

「人間は機械のように部品が連なってできていて、こころは脳の作用に過ぎない」というこの説に、少年は疑問を持ちます。

「もし、この説が本当なら、今こんなからだで生きている僕はいったい何なのだろう？　よし、このからだで試してみよう」

そう思い立った少年は、朝早くから深夜まで勉強に励み、周囲の学生たちよりもハードな毎日を過ごすことで、この「生命機械説」を覆しました。

その後、少年はケーニヒスベルク大学の総長となり、偉大な哲学者・カントとして後世に名を遺す活躍をすることになります。

そして、当時としてはたいへんな長寿である七十九歳という生涯をまっとうしたのです。まさに、人生そのものが生命力の偉大さを示す証、といえるのではないでしょうか。

カントの人生は、「こころがからだを動かしている」ということを私たちに教えてくれています。

そして、その礎《いしずえ》には「言葉（口ぐせ）がこころの方向性を決める」という法則があります。言葉とこころとからだは、すべてつながっているのです。

言葉（口ぐせ）は、こころとからだに大きな影響を与えます

ヒント43

健康・人相・運命を変える少食

江戸時代に観相学の大家として活躍した水野南北さんは、若い頃ずいぶんと荒れた生活を送っていたそうです。

十歳から飲酒を始め、喧嘩の絶えない幼少期を過ごし、十八歳の時には酒代を稼ぐ目的で罪を犯して牢屋に入れられてしまいます。ここで、一緒に入牢している囚人と、一般の人たちとでは明らかに人相が違うことを発見し、人相学に興味を持つようになったといいます。

出獄後、人相を観てくれるという易者に「あなたの寿命はあと一年です」と予言され「その難を逃れるためには出家するしかない」と教えられた南北さんは、早速近くの禅寺へ弟子入りを志願しますが、住職はまったくとりあってくれません。それでも、必死にお願いをしていると、「わかりました。では、一年間、麦と大豆だけの生活を続けてきたら入門させましょう」という言葉をいただくことができました。

そして一年後……。命惜しさに続けた「麦と大豆だけの生活」は、南北さんの人相をすっかり変えていました。

以前の易者は、とても驚いて「あなた、何か大きな功徳《くどく》を積みましたね。寿命がうんと延びましたよ」と言ったそうです。

二十一歳になった南北さんは、その後本格的に人相の勉強を始め、晩年には皇室にもひいきにされるほどの観相家として大成しました。

南北さんは、こうした自らの体験から「少食」を理想的な食事の仕方として紹介し、「その効果は心身を健康にして、人相や運命までも好転させる力がある」と述べています。

お腹いっぱいになるまで食べない「腹八分目」の効用は、これほどまでに幅広いということです。

腹八分目を無理なく実践するために、南北さんをはじめ古《いにしえ》の先人たちが伝えてくれた秘訣は「よく噛む」ということ。

脳の中にある満腹中枢との時差が縮まることと共に、よく噛むことによって出る唾液の消化酵素が栄養素の吸収効率を高めてくれるので、からだが量を欲しなくなるのです。

また、南北さんは「食欲がない時には食べない」ということも述べています。

食欲がない時は、からだが何らかの調整を行っている場合が多いので、そんな時に無理をして食べものを入れてしまうと、不調な箇所を治癒しようとしているエネルギーが消化する方にまわってしまい、逆に治癒力を弱めることになってしまうためです。

よく噛んで、素材の味をゆっくりと楽しんでいると、知らず知らずのうちに「腹八分目」が実践され、こころとからだが発する声にも素直に耳を傾けることができるようになります。

「少食」には、健康状態ばかりでなく、人相や運命までも好転させてしまう力があるのです。

健康や人相、運命は、「少食」によって好転します

ヒント44

風邪も下痢もからだの掃除

整体協会を創始した野口晴哉《はるちか》さんは、たくさんの患者さんのからだに触れてきた体験から、病気の原因の大部分は「からだの歪み（偏り）」によって起こること、そして、その歪み（偏り）が、風邪をひいた後で整っていることに氣づきました。

このことから、野口さんは「風邪はからだの偏りを整えようとする自然治療行為の一つである」という考えに至ります。

また、同様に「下痢」という症状についても、からだの掃除であるとして、薬などで無理に止めてしまうことに疑問を呈しています。

風邪も下痢も（おそらく、その他ほとんどの症状も）、からだの健康を保つための自然治癒力がはたらいてくれている証と思えば、ありがたさが湧いてきますね。

野口さんは、風邪という自然治療行為の恩恵を受けるためには、上手にひくことが大切である、として、いくつかのコツを紹介しています。

●風邪を上手に経過させるために

一、偏った疲労を整えようとするはたらきが風邪となって表れているので、こころとからだを弛めること。
こころとからだを弛めるために、まずは心身共にリラックスして、のんびり過ごすことを優先しましょう。氣持ちが良い、と感じる姿勢でゆっくりと休むことが、からだの偏った疲労をとりのぞき、バランスを整えてくれます。
二、からだは冷やさずに、温めること。
発熱は、自ら体温を上げることで免疫機能を活性化させるための、からだの自然なはたらきです。つまり、からだを温めることは、免疫力を上げることでもあるのです。
三、平温以下になる時期を安静にして過ごし、平温に戻ったらあまり用心しないこと。
熱は高くなった後で、平温に戻る前にいったん平熱以下の状態になります。このタイミングで安静にしていることが大切で、ここで無理をしてしまうと、なかなか上手く風邪が経過してくれません。昔から「治りかけが肝心」といわれているのはこのためです。

また、平温に戻ったらあまり用心をし過ぎないことも、経過をスムーズにしてくれます。風邪の経過をじっくりと観察することで、自分の偏っている疲労部分や、日頃の注意事項などが見えてきます。風邪や下痢は万病の元を掃除し、健康的な生活への道を示してくれる、とてもありがたいはたらきなのです。

上手に風邪をひくと、からだはいっそう健康になるのです

ヒント45

中村天風師の健康観

明治・大正・昭和という三つの時代を生きた哲人・中村天風《なかむらてんぷう》師。

「こころの置きどころが、健康や運命を創っている」という天風哲学は、政財界をはじめ多くの人々に影響を与えました。

「事実は小説よりも奇なり」を、まさに地でいったような天風さんの凄まじい人生からは、多くの学びを得ることができます。

幼少の頃から抜群の運動神経に恵まれ、青年期は軍事探偵として活躍。しかし、日露戦争への参戦から帰国後、結核にかかってしまいます。結核といえば、当時は不治の病。死を覚悟しながらも、こころの平安を求めて海外へと旅立った天風さんは、紆余曲折を経た後、インドのヨガ行者・カリアッパ師に出会います。師の指導のもとヒマラヤの高峰で二年半におよぶ修行の末、見事に病を克服。ここで得た様々な氣づきを活かし、日本へ帰国後は銀行の立ち上げなど多くの事業に関わり、実業家として活躍しました。

数年後、いっさいの社会的地位や財産を放棄し、「統一哲医学会（後の天風会）」を創設。一九六八年に九十二歳の生涯を閉じるまで、約五十年間に亘《わた》って天風哲学を説き続けました。

天風さんは、自らが不治の病を克服した体験から、言葉の持つ力の大きさについて著書『運命を拓く』で次のように述べています。

「真剣に考えよう！　実際人間が日々便利に使っている言葉ほど、実在意識の態度を決定するうえに、直接に強烈な感化力を持つものはない。感化力というよりむしろ暗示力といおう。このことを完全に理解し、かつこれを応用して活きる人は、もはや立派に人生哲学の第一原則を会得した人だといえる。

何故か！　それは人生というものは、言葉で哲学化され、科学化されているからである。すなわち言葉は人生を左右する力があるからである。この自覚こそ、人生を勝利に導く最良の武器である。われはこの尊い人生の武器を巧みに運用し応用して、自己の運命や健康を守る戦いに颯爽《さっそう》として、輝かしい希望に満ちた旗を翻《ひるがえ》しつつ、勇敢に人生の難路を押し進んで行かねばならない。

そしてこの目的を実現するには、常に言葉に慎重な注意を払い、いかなるときにも、積極的以外の言葉を使わぬようにに心がけることである。そうすると、それが人生哲学の第一原則である暗示の法則を立派に応用したことになり、期せずして健康も運命も完全になる」

インドでの修行時代、大自然の中で瞑想を続ける天風さんに、カリアッパ師は何度も同じ質問をしてきたそうです。

「今日の調子はどうだい？」

その問いに対して、いつも胸の苦しさや頭の重さなどを訴えていた天風さんでしたが、ある時、カリアッパ師とのやり取りから「口から発している言葉が状況を創っているのではないか」という考えに至ります。

積極的な言葉を意識して使うようになった天風さんのからだはみるみる丈夫になり、不治の病といわれていた結核までも見事に治癒してしまったのでした。

「言葉は、誰よりも先に自分の鼓膜を震わせて潜在意識に影響している。また同時に、言葉は思考の表れでもある。積極的な言葉を使うと共に、この宇宙の創造主の心である誠と愛と調和の氣持ちでいることが大切なのだ」

どんな言葉を使うのか、どんなこころで日々を過ごすのか、それがそのままからだの健康状態にも表れ、運命の大きな流れを創ることになります。

「この世の中は、苦しいものでも悩ましいものでもない。この世は、本質的に楽しい、嬉しい、そして調和した美しい世界なのである」

天風さんの力強い言葉は、今も私たちのこころに明るい希望の火を灯し続けてくれています。

人間の健康も、運命も、こころ一つの置きどころ。こころの思考が人生を創るのです

Column

渡世の達人・沢庵和尚《たくあんおしょう》

江戸時代の禅僧である沢庵和尚には、たくさんの逸話が遺されています。

●この世でいちばんうまいもの

時の三代将軍・徳川家光公から「何かうまいものが食べたい」と、リクエストを出された時のことです。

沢庵は、自ら創建した東海寺に家光を招きますが、いつまで経っても食べものがでてきません。さんざん待たせた挙げ句、家光が空腹にたまりかねた頃を見計らって、沢庵は「香の物」と「湯漬け（お湯かけご飯）」を出しました。

家光は、とても美味しそうに「うまい！　うまい！」と、きれいにたいらげて、「このうまいものは何じゃ？」と、沢庵に尋ねました。

「はい、それは禅寺に伝わる貯え漬けでございます」

「いや、こんなうまいものは貯え漬けではない。以後、これを『沢庵漬け』と名付けよ」

これが「沢庵漬け」の始まりになったそうです。

たしかに、お腹が空いていることが、美味しく食べる秘訣であることは間違いありません。

空腹時に「美味しい！」と思って食べることが、こころとからだが喜ぶ食事法であることを、沢庵和尚は教えてくれたのでしょう。

●客人だと思ってこの世を生きる

沢庵和尚の言葉をまとめた『結縄集《けつじょうしゅう》』に、次のような一節があります。

「人は客としてこの世にやってきたと思えば、苦労もさほどのことではないでしょう。満足な食事はありがたくいただけば良いし、満足できない時でも、自分は客なのだから褒めて食べた方が良いのです。夏の暑さも、冬の寒さも、客なのですから少しの辛抱は必要です。子や孫、兄弟などともこの世での相客と思って仲良く暮らして、こころを残さずに旅立ちましょう」

沢庵和尚は、私たちを「ほとけの国からこの世にやってきた客人」だと表現しています。

たしかに、客人であれば、この世で起こることには多少の辛抱をしながら、ほどほどの氣遣いと遠慮をもって生きていく方が、居心地も良さそうです。

どんなことも、珍しい観光地を楽しむ客人のような氣持ちで体験して、この世での出来事を魂の故郷への土産話にしたいものですね。

帯津良一の養生講話

ほどほどこそ養生を養生たらしめるもの

◎何事も「ほどほど」がちょうど良い

『養生訓』には酒に関する記載が多く、それも多くは好意的にとらえています。酒を養生法の一つとしてとらえている私にとっては、じつに心強い書物です。たとえば、

「酒は天の美禄なり。少しく飲めば陽気を助け、血気をやわらげ、食気をめぐらせ、愁いを去り、興を発して、甚だ人に益あり」

なんたる名文。酒が養生の道であるところを余すところなく語っています。

同時に、過ぎることによる酒の害についても、語ることを忘れてはいません。主人は客人に酒をしいてはならぬと言いながら、客人は主人の好意をよいことに、いつもと同じように飲んでいたのでは駄目で、少し余計に飲むように努めて、共有する場のエネルギーを高めて、主人の好意に報いなければならないと言います。

ここまではなかなか言えないものですよ。益軒先生、相当の飲み手と見ましたが、

いかがでしょうか。いくら養生の道でも過ぎたるは及ばざるが如し、ほどほどこそ養生を養生たらしめるものと言えるようです。

作家の五木寛之さんは、かつては文壇の酒豪番付の大関を張ったそうですが、いまでは少量の日本酒をじつに旨そうに飲みます。それも意識して節制しているのではなく、あるがままにほどほどを達成しているのでしょう。五木さんといっしょに酒を飲むときは、いつも『論語』の、

「七十にして、心の欲するところに従えども矩《のり》をこえず」

を思い出しています。

◎風・寒・暑・湿の四害に気をつけて生活する

風邪は万病の元とも言いますが、私は風邪は天の配剤ととらえています。このところ仕事が忙しくて、疲れがたまっているようなので、少し休んでゆっくりしなさいという天の配剤です。葛根湯を飲んで、美味しいお粥を食べながら、二〜三日温かくして寝ていればよいのです。いやぁ、いいですねぇ。年に一度くらい経験してみたいですね。

ところが、そうは問屋が卸してくれません。たとえ二〜三日でも、私などは休むわけにはいかないのです。病棟に入院中の患者さんに待ったがなければ、外来も予約制なら、講演も無闇にキャンセルするわけにはいきません。

風邪はかかってしまってはどうにもなりません。制するならば、かかりはじめです。かかったかな、ではすでに遅しで、あぶない！　と直感がはたらいたなら、すぐ手を打つのです。

かつてはエキス剤の葛根湯《かっこんとう》でした。これをいつでもどこでも携帯していて、あぶない！　と思ったら、すぐに飲むのです。効果については申し分ありませんでした。時には失敗をしますが、世の中、何事も一〇〇パーセントとはいかないと思えば、腹も立たないというものです。

ところが、十年ほど前からホメオパシーのアコナイト（Aconite）というレメディが葛根湯に取って代わりました。もちろん、効果には葛根湯を凌駕《りょうが》するものがありますが、それだけではありません。葛根湯は、あぶない！　と思っても、そこに水がなければ飲むことができません。たとえば、タクシーの中ではどうにもなりません。

そこへいくとアコナイトは、小さなピルを口にふくんで溶かせばいいのですから、何も要りません。タクシーの中でもよく服用します。しかし、あぶない！　と思ったとき、すぐに頭痛、肩こり、熱感などの兆しが現れることが時にあります。ここでは迷わず、葛根湯です。

一番バッターがアコナイトで二番バッターが葛根湯で、ここ十年ほどやってきましたが、満足すべき成績を残しています。

◎たまには全身をマッサージする

大分県の湯布院での『帯津良一「場」の養生塾』は毎年四月に開催されます。ここは旨い酒、旨い料理で大好きな処ですが、講演と気功の指導の間にかならず、私自身がリンパマッサージを受ける時間があります。

当初はそれほど感じられなかったのですが、回を重ねるにしたがって、リンパマッサージの良さがわかってきました。日常で蓄積された疲労が見事に取れるのです。いまでは楽しみにさえなっています。

それから、日々多忙をきわめていますので、慢性的に肩こりがあります。一度にはたとえわずかな時間でも、日に何回かマッサージを受けることにしています。プロではありません。私の周囲ではたらいている女性たちがやってくれます。いずれも力持ちで、上手なのです。

◎人相

東京新聞の朝刊の「今日の運勢」のファンになって、もう何十年にもなります。「松雲庵主」なる占い師による、生まれ年の十二支別の運勢で、私はね年なのでトップに書かれているので目につきやすいということもありますが、何よりも好きなのが、簡単な表現とはいえ、じつに美文調なのです。

たとえば、二〇一二年六月のある日のね年の運勢、

「三日書を読まざれば人相が衰《おとろ》うと言う。

好著を読みて吉転（吉に転ぜよ）」

いい文章でしょう？　ここで人相が出てくるところがさらにいいですし、人相が衰うというのもなかなか言えませんよ。

人相が良いということは、内なる生命場のエネルギーが高まって溢れ出しているからなのです。生命、自然治癒力、あるいは両者の統合された生命力と表現してもよい

でしょう。

いまでも敬愛してやまない仏教学の鎌田茂雄先生はかつて私に、太極拳は形ではありませんよ。生命が溢れ出ればいいのですよ、と諭してくれました。私もその通りだと思いました。それ以来、太極拳の良し悪しを演ずる人の人相で判断するようになってしまいました。いくら手足の動きが流麗であっても、人相が良くない人は駄目ですね。

また、人相というものは、自分でその良し悪しがわからないところがいいですね。鏡を見てもわかりませんよ。これはもう、他人の目を通さないとわからないのです。だから、良い人相を維持するためには、内なる生命力を磨くしかないのです。これこそ自己実現。太極拳は何を隠そう、自己実現の道なのですよ。日々、結果的に良い人相を得て、運勢を吉に転じたいものですね。

◎健康も運命も、こころと言葉によって好転する

「言霊の幸《さきは》ふ国」という言葉をご存知でしょうか。『万葉集』に出てくる言葉で、言霊の霊妙なるはたらきによって幸福をもたらす国という意味で、わが国のことを言い

ます。

「言霊のたすくる国ぞ」という表現もあるくらい、当時は言霊がこの上なく重んじられていたのではないでしょうか。現代と較べれば想像のできないほど、いい国だったのではないかと思います。

『広辞苑』によれば、言霊とは「言葉に宿っている不思議な霊威のことで、その力が働いて言葉通りの事象がもたらされると信じられた」とあります。

言葉とは生命力の発露ですから、美しい言葉を発するためには、高い生命力を維持しなければなりません。反対に、美しい言葉の応酬は、共有する場の生命力を弥が上にも高め、それぞれの内なる生命力がまた高まるという好循環が生まれます。

現代は、この好循環が失われつつある時代です。特に、医療が殺伐《さつばつ》としてきたのも、この辺に原因があるようです。医療者なかんずく医師の言葉に美しさが欠けていることと、目を覆うものがあります。これで患者さんの免疫力や自然治癒力を向上させようとしても土台、無理な話なのです。

これはわが国だけの特殊な状況なのかと思っていたら、このたびのホロンバイル大草原の旅で久しぶりの友人の語るところによれば、中国でも同じだというので、これは世界的な傾向なのかと、またまた暗澹《あんたん》たる気持ちに嘖《さいな》まれたものでした。

少なくとも医療者は、患者さんの言霊に敬意をはらい、自らの言霊を磨いて美しい言葉を発するように努力していきたいものです。そして、美しい万葉の昔を再現しようではありませんか。

鳴海さんが引用している沢庵和尚の言葉をもう一度、噛み締めてください。

私たちはほとけの国からこの世にやって来た客人なのだ。客人なら客人らしく、ほどほどの気遣いと遠慮をもって生きていこうではないか。

ここでまた〝ほどほど〟に戻りましたね。

第六章　長寿者に学ぶ健康のコツ

ヒント46

食べ過ぎないこと

長寿者の方に「健康の秘訣」を質問すると、よく「腹八分目」という答えが返ってきます。

お腹いっぱいになるまで食べるのではなく、「空腹感がなくなった」という段階で食べることを止める習慣があるのです。

また、ボリュームは同じくらいでも、植物性食品の割合が多いため、カロリー数が大幅に抑えられていることも特徴の一つ。穀類や豆類、野菜類がメニューの中心になっています。

こうしたことを知る前、私の旅行や出張は「たくさん食べて体力をつけなければ歩き回れない」という考え方でした。お腹が空いていなくても、日に三回の食事はしっかりと摂る。しかも、ふだんよりたくさん食べることで体力を補っていると思い込んでいました。ただ、なぜか後半は調子が今ひとつになってしまい、帰路の移動時には特に胃腸のもたれを感じることが多かったのです。

そこである時から、長寿者の食生活を真似てみることにしました。「お腹が空いてから食べる（無理に三食摂らない）」「空腹感がなくなったら食事を止める」といったことです。

すると、旅の後半までベストの体調を維持できることがすぐに実感できました。また、胃腸ばかりでなく、からだ全体が驚くほど軽いのです。かなりハードに歩き回っても、疲れることがまったくありません。胃腸の調子もよいですから、帰宅してからのご飯もいっそう美味しくいただけます（以前は、「旅先でよっぽど美味しいものを食べてきたのね」と思われていたに違いありません……）。

ただ、旅先は美味しいものの誘惑も多くなりがちなので、いくつかのことに氣を配っています。

◎可能であれば、なるべく小さい食器に盛りつけてもらう。

盛りつけた量の四分の三の量が消費される、というデータがあります。大きい容れ物を選ぶと、それだけ食べ過ぎてしまう可能性が高くなるのです。バイキング料理では、小さな皿を選んで少なめに盛りつけましょう。

◎野菜類から先に食べる

食べる順番を野菜類からにすると、少しの量でもお腹が満たされてきます。その後のメニューを少なめにオーダーしても、十分に足りてしまいます。

◎よく噛んで、なるべく時間をかけて食事をする

せっかく美味しいものを食べるのですから、よく噛んで味わうようにしなければもったいない、という氣持ちでゆっくりと食事を楽しみましょう。よく噛んで、時間をかけるほど食事量は減っていきます。

「食べる」ことは、生きているものの命をいただくことです。食べ過ぎないことは、自分の命を養うと共に、他の命を大切にすることにもつながっているのです。

お腹いっぱいになるまで食べるのではなく、空腹が満たされたら箸を置くとよいのです

ヒント47

長寿者はどんなものを食べてきたのか？

健康で長寿を保つための秘訣を「食生活」に求めることはたいせつですが、重要なのは「今、何を食べているか」ではなく、「からだができる若い頃から何を食べて、どんな生活を送ってきたのか」ということです。

世界中で健康な長寿者の多い地域を四ヵ所に絞り込み、食生活などの調査結果を著した『ブルーゾーン』によると、長寿者の食卓には若い頃から、主食の穀類に豆類、地場で採れた野菜類をメイン食材として調理したメニューがよく登場します。日本人であれば「ご飯と味噌汁、漬け物、お浸し、納豆、豆腐」などといった和食の定番イメージです。

直木賞作家の志茂田景樹さんは、百歳以上の元気なお年寄りに共通している食習慣として、野菜を多食していることを挙げています。味噌汁の具や煮物にはたっぷりと野菜が入っていて、薬味にもねぎや大根おろしを多用していたそうです。

こうした植物性食品の割合が多い食事は、ボリュームのわりにカロリーが少なくなることから、近年明らかになった「食べ過ぎないことが健康の秘訣」という研究データを実証しているともいえるでしょう。

また、肉類は基本的にあまり食べない人が多いようですが、四ヵ所のブルーゾーンのうち、三ヵ所では少量の豚肉を食べる習慣があることも面白い特徴です。

適度な飲酒を習慣にしている人も多く、時間をかけてゆっくりと食事をすることや、ストレスの軽減などにも一役かっているようです。

こうしたことからわかるのは、植物性の食品を主体とした、その土地の伝統的な食習慣が、長寿者のからだをつくりあげてきたという事実です。

長寿者の多くが送ってきた「穀類や豆類、野菜類など、植物性食品中心の食生活」という一つの傾向は、私たちが「食」を通して命を養っていくうえで、とても参考になります。

長寿者の多くは、穀類や豆類、野菜類などの植物性食品を中心とした食生活を送ってきました

ヒント48

まめな人ほど元氣なわけ

周りにいる元氣な長寿者を見ていると、とにかくよく動いていることに氣づきます。からだをこまめに動かすことは、氣や血液の巡りを良くし、さらに筋力を鍛えることにもなります。筋力や運動神経が良い状態をキープできていると、からだを動かすことが億劫ではなくなりますから、からだはいっそう若々しさを保てる、という良い循環ができるのです。

また、からだを動かすことは、「視る、聴く、嗅ぐ、味わう、触る」という五感を使います。五感を使うと、からだを動かしている中枢の脳は、その都度適切な対応を行おうとしますから、からだを動かすことは、同時に頭も使っていることになります。

つまり、からだをこまめに動かせば動かすほど、筋力がつき、頭のはたらきもアップするという「良い循環」をつくりやすくなるのです。

「自分でできることは人任せにしない」「出したものはすぐに片付ける」「近い場所には車を使わずに歩いて行く」「エレベーターやエスカレーターではなく階段を使う」と

いったことを、日常生活の中でこころがけたいものですね。

ふだんの生活でも「五感を使う」ということに意識を向けると、こまめに動く機会が知らず知らずのうちに増えてきます。

ただなんとなく見えているものを、意識して「視る」。

なんとなく聞こえている音を、意識して「聴く」。

花の「香り」を楽しむ、料理をじっくりと「味わう」、手をつないだり、ペットを撫でたりする「感触」をたいせつにする。

こうして五感の一つ一つに意識を向けることで、からだが快さを実感すると、こまめに動くことがいっそう楽しく感じられるようになります。

掃除や買い物、料理など、毎日の生活の中で「めんどうだなぁ」と思うことの中に、この楽しさを感じられるようになると、生活そのものが健康習慣になります。

めんどうに感じることほど、からだと頭を動かすチャンスです。その都度、こころとからだはどんどん健康になっていくのですから。

からだをこまめに動かしている人は、氣や血液の巡りがよく、筋力や運動神経、頭のはたらきを若々しいままに保つことができます

ヒント 49

笑う角には福来たる

笑うことが、こころとからだの健康に良い影響を与えてくれることは、元氣な長寿者に笑顔の素敵な方が多いことからも、よくわかります。

「笑い」の医学的効用を研究している医師の昇幹夫《のぼりみきお》先生は、著書『笑いと食と健康と』の中で、笑いがもたらす健康効果の実例を紹介しています。

◎一九九五年三月、日本医大リウマチ科の吉野槇一教授は、中度から重度のリウマチ患者さん二十六人に落語を聴いてもらい、その前後で血液検査を行ったところ、リウマチの痛みや炎症を示す物質が二十二人の患者さんで顕著に減少していることが確認されました（こういう効果は、リウマチの治療薬である副腎皮質ホルモン∧ステロイド∨を大量に使わないと起こらないそうです）。

◎二〇〇三年一月、筑波大学名誉教授の村上和雄先生が吉本興業と組んで行った実験では、二十五人の糖尿病患者さんに寿司を食べてもらい、一日目はその後に大学の先生から糖尿病の講義を受けてもらいました。二日目は寿司を食べた後で、有名な漫才コンビB&Bの漫才を聴いてもらいました。二日間とも同じように、食後二時間後の血糖値を測定したところ、漫才を聴いた二日目の平均血糖上昇値は、一日目に比べて大幅に下がっていることが確認されました。筑波大学には、その後「B&Bという薬は、どこに売ってるんですか？」という問い合わせが殺到したそうです。

以前、落語家の方から「面白くて笑うのはあたりまえ、面白くなくても笑っていた方が健康にはぜったいにいいんです。その方が僕たちも助かるし（笑）」という話を聴いたことがあります。じつは、この「面白くなくても笑うこと」の効用は、すでに実験結果として証明されているのです。

順天堂大学医学部教授の小林弘幸先生は、著書『なぜ、「これ」は健康にいいのか？』の中で、口角をちょっと上げるだけでも副交感神経は上がる、という実験結果を紹介しています。つまり「作り笑い」でも効果がある、ということです。

仕事から疲れて帰ってきた時に、子どもの寝顔を見たり、ペットに出迎えられたとたんに疲れが吹っ飛んでしまうのも、思わず笑顔になった瞬間の効用なのかもしれません。

小林先生は、同著において「医師が笑顔でいるかいないかで、患者さんの治りが早くなったり遅くなったりする」として、その理由について次のように説明しています。

「表情が変われば自律神経のバランスが変わり、自律神経のバランスが変われば血行や免疫力が変化するのですから、当然治るスピードも変わっていきます。つまり、医師が笑顔で接すると、患者さんも笑顔になり、結果的に治癒力が高くなるので治りも早くなるということです」

笑顔を見た人は、思わず笑顔になりますから、このお話は家族や友人、職場の人たちとの関係など、ふだんの生活にもそのまま当てはめることができそうです。

笑顔は表情筋を動かすことで顔にあるたくさんのツボを刺激しますし、その筋肉の動きは、脳の中の幸福感を感じる部分の血流を増やすことがわかっています。

心理学者のウィリアム・ジェームスが「顔の表情が感情をつくり出している」と述べているように、私たちは「面白いから笑うし、笑うから面白くもなる」のです。

また、それは「元氣だから、幸せだから笑えるし、笑うことで元氣で幸せにもなれる」という、こころとからだの健康法則にも通じています。

「笑う角には福来たる」。笑うことは、自分の健康ばかりでなく、周りも一緒に健康にしてくれる万能薬なのです。

笑うことは、自分も周りも健康にしてくれる万能薬です

ヒント 50

長いマイブームを持っている

ラジオ体操やウォーキング、水泳などでからだを動かす。呼吸法やヨガ、禅などでこころを整える。起きがけに一杯の水を飲む、散歩をする、絵を描く、日記をつける、音楽や映画を鑑賞する、工芸品を作る、カラオケを歌う、夕食時に晩酌をする、など、元氣な長寿者が続けているこうした長年の生活習慣や趣味は、こころとからだの健康に素晴らしい恩恵を与えてくれます。

毎日何かを習慣的に行うことは、生活の中に一定のリズムを生み出しますから、自律神経のバランスを整えてくれる効果が期待できます。

また、好きなことをしている趣味の時間は、こころが大いにときめきます。こころがときめくと、からだもときめきますから、細胞が活性化して、若々しさと元氣を保ち続けることができるのです。

習慣は、潜在意識からも健康に大きく作用します。

例えば、毎朝のラジオ体操や食後の散歩、就寝前のストレッチといった習慣は、その都度無意識にでも「からだに良い」というイメージと共に行っているでしょう。すると、潜在意識にはそのたびに良いイメージが蓄積されますから、蒔《ま》いた種が生長して実をつけるかのように、からだにもそのイメージが表現されることになります。「からだに良い」というイメージが、健康を実現させてくれるというわけです。

ですから、甘い物を食べることや、煙草を吸うことが習慣であった場合、そのことが「こころときめく時間」をつくってくれているのであれば「からだに良い」と思って実行した方がよいのです。

それは、ほどほどの飲酒が「百薬の長」となるように、ストレスの解消といった面からみても、こころとからだに良い影響を与えてくれていると考えられるからです。

元氣な長寿者にこうした習慣を持っている方が多いのも、そのことを楽しみながら、上手にストレスを解消しているからでしょう。

趣味にこころをときめかせている時間も、潜在意識には「楽しさ」や「充実感」といったイメージが蓄積されますから、こうした時間をたくさん持っていることは、こころとからだをより健康にしてくれます。

こころに描くイメージは、からだに表れます。

楽しみながら長く続けられる習慣や趣味を持つことで、こころとからだを健康に保ち続けたいものです。


長寿の人には、長年続けていることがあります

ヒント51

創めることを忘れなければ人は老いません

「新しい何かを創《はじ》めることさえ忘れなければ、人は老いるものではない」

これは、二十世紀を代表する哲学者マルチン・ブーバーの言葉で、聖路加国際病院名誉院長の日野原重明先生がモットーとしていることでもあります。

日野原先生は、百歳を超えた今も現役医師として活躍しながら、日本はもとより世界各地での講演や、書籍・雑誌などへの執筆活動も精力的に行っています。

七十歳でジェットコースターを初体験し、八十八歳の時に『葉っぱのフレディ』という絵本をミュージカルとして企画、自ら出演もしています。また、九十一歳の誕生日にはN響室内楽アンサンブルの指揮に挑戦するなど、現在も多方面で活躍の場を広げていらっしゃいます。

七十五歳以上の方を「新老人」と呼び、いつまでも元氣に自立をしながら、それまで培ってきた知恵や体験などを社会に還元することで、生きがいの感じられる健やかな生活を送ろう、という考えから、二〇〇〇年には「新老人の会」を立ち上げました。

最年長者は、福岡県にある教育施設しいのみ学園・園長の昇地《しょうち》三郎先生です。

今年百六歳になる昇地先生は、六十五歳から韓国語、九十五歳から中国語、百歳を超えてからロシア語、ポルトガル語、フランス語を学び始めたといいます。九十九歳から毎年世界一周旅行に出かけ、既に四十五ヵ国以上を訪問。習った外国語を実際に活用してみる場にもなっているようです。

お二人の活躍ぶりからもわかるように、脳は使えば使うほど神経細胞が活性化し、細胞同士のネットワークも増していきます。また、さらに新しい体験をすることで脳が刺激され、ますます「良い循環」ができていくのです。

記憶は連想できるものと関連づけると覚えやすい、といわれます。

年齢を重ねるということは、それだけたくさんの体験がありますから、連想できるバリエーションもその分豊富になり、様々な事柄と関連づけながら知識を増やしていくことができます。

私の知っている範囲でも、七十歳を超えてから英語通訳の資格を取得した方や、ピアノを始めて発表会参加を目指している方、鉄棒の大車輪という大技をマスターした方など、様々なことにチャレンジしている人がたくさんいます。

定年退職後に始めた趣味でも、百歳まで続けると四十年のベテランです。

創めることを忘れなければ、脳は「良い循環」をつくって、いつまでもこころときめく毎日を楽しむことができるのです。

●新しいことを創めるヒント

カルチャーセンターなどで、いろいろな短期講座を受けてみたり、友人や知人の趣味に付き合ってみたりすることで、自分に合った意外な趣味や特技が見つかるかもしれません。また、子どもの頃に好きだったことなどから、思わぬヒントが出てくる可能性もあるでしょう。

こころがときめくことは、からだもときめかせてくれるのです。

新しい何かにチャレンジすることは、こころとからだを若々しく元氣にしてくれます

ヒント52

お医者さんと薬の上手な活用法

元氣な長寿者には、食べ過ぎないことや、こまめにからだを動かすことなどで、自分の体調を良い状態に保つことをこころがけながら、お医者さんや薬と上手に付き合っている方が多いようです。

中国の漢書の一文に次のようなものがあります。

「医者には上・中・下がある。上医は病気・診断・薬のことをよく知っていて、非のうちどころのない治療をする。しかし上医はめったにおらず、世に多いのは中医や下医である。中医は医術そのものは劣るが、診断がつかず薬がわからない時は薬を出すのを控える。下医はわからないまままみだりに薬を出す」

貝原益軒さんは、著書『養生訓』の中で「どんな病気でもみだりに薬を飲んではいけない」「ただ保養につとめ自然に病気の治るのを待つ方がよい」と述べています。

健康に留意してきた達人たちは、自らの経験から「医者と薬は上手に付き合った方が良い」という考えに達していたようです。

免疫学者の安保徹先生は、「病院の検査を受けると、精神的なストレスから免疫を下げてしまう可能性がある」として、体調が優れない時には、まず自分で健康チェックしてみることを勧めています。チェック項目は次の四点です。

・顔色はどうか？
・疲れやすいか？
・食欲はあるか？
・よく眠れるか？

氣になる点があったら、さらに次の四項目について確認してみます。

・働き過ぎていないか？
・悩み事が多くないか？
・特定の薬を飲み続けていないか？
・暴飲暴食が続いていないか？

思い当たる項目があったら、生活を見直して改善をこころがけ、十日間ほど様子をみます。それでも体調が回復しなければ、ここで初めて検査を受けてみるとよい、とおっしゃっています。

やはり、「医者と薬に頼り過ぎないこと」が大切のようです。

私たちのからだには「自然治癒力」という名医が存在しています。

その名医は、常に私たちのからだの中にいて、その時に応じた最適な方法で健康を維持してくれています。

「人の病のほとんどは薬なしでも自然治癒するものか、あるいは薬を用いてもどうにもならないもののいずれかである。医者や薬にできることは、その間のほんの僅《わず》かに過ぎない」という、貝原益軒さんの訓《おし》えを参考にして、お医者さんや薬とは上手に付き合っていきたいものです。

自分の健康は、自分で管理することが基本です。お医者さんと薬は上手に活用しましょう

ヒント 53

誰かとつながっていますか？

笑顔が健康の秘訣であることは前にも述べましたが、誰かとコミュニケーションを持つことの最大のメリットは、意識しなくても笑顔になっていることです。場合によっては「作り笑い」になっているかもしれませんが、それでも健康効果があることは前述したとおりです（口角を上げるだけで、自律神経のバランスがよくなることが確認されています）。

家族や友人、知人と会話をすることはもちろん、ペットと触れ合うことや、習い事に通ったり、買い物に出かけたりすることも立派なコミュニケーションです。自分以外の氣に触れることで、こころとからだは刺激を受け、細胞がより活性化するのです。

良いコミュニケーションをつくっていくためには、自らがいつも明るく楽しい雰囲気を醸し出していることも必要でしょう。「類は友を呼ぶ」の法則どおり、明るいところには、明るい人が集まってくるからです。

前出の日野原重明先生は、明るく生きるコツとして次の五つを挙げています。

一、笑顔

笑顔を意識していると、氣持ちもその雰囲気についてきます。自分も相手も明るくなる「笑顔」をこころがけましょう。

二、あいさつ

あいさつを交わすときは「ド」の音よりも「ラ」の音をイメージして、少し高めの声を意識すると、明るいトーンになります。

三、ほめる
ほめ言葉には、やさしくて明るい言霊《ことだま》が宿っています。ほめた方も、ほめられた方も、やさしく明るい氣持ちになるでしょう。
四、プラス思考
同じ出来事でも、捉え方によってはプラスにもマイナスにもなり得ます。プラス思考は、こころとからだを明るく元氣にしてくれます。
五、失敗も糧
そこから何かを学ぶことができれば、それはもう失敗ではありません。元氣な長寿者は、失敗も人生の糧になった、と考える習慣を持っています。

「共に喜べば喜びは二倍になり、共に悲しめば悲しみは半分になる」というドイツのことわざがあります。

誰かとつながっているという意識は、こころとからだを健やかに保ってくれるのです。

コミュニケーションは、こころとからだを健やかに保つ秘訣です

ヒント54

長寿者に共通する価値観

元氣な長寿者は、いつも「明るくて朗らか」という印象があります。

多少のことではくよくよしない逞《たくま》しさは、長い年月の中での様々な体験がそうさせたのか、あるいはもともとそういう氣質だったから元氣なのか、いずれにしてもストレスに対してとても強い耐性を持っている、と考えられるでしょう。

九十九歳でモンブランの大滑降に成功したプロスキーヤーの三浦敬三さんは、睡眠時間についての質問に対して「あまり考えていないですね。テレビで面白いものがあると、つい夜更かししします。眠くなるとすぐ寝ます」と答えています。

睡眠時間を氣にするから不眠という悩みが出てくる。眠くなければ起きていればいいし、眠くなったら寝ればいい、という、とてもフレキシブルな考え方です。ご自身のことを「くよくよしない性格」「落ち込まない性格」と言い、日野原重明先生との共著『100歳「元気生活」のススメ』では「長生きしている方はあまり引きずらない、くよくよしない人が多い気がします」とも述べています。

また、悩みやストレスを感じた時の対処法として、お二人は同著で「からだを動かすこと」を挙げています。

三浦さんは、ご自身が八十歳代で奥様を亡くされた時、トレーニングなどを行ってからだを動かすことで立ち直ることができたそうです。また、日野原先生は外に出て早歩きをすることで、氣持ちの切り替えがスムーズにできる、と述べています。

人間は「今」という時間において「考えること」か「からだを動かすこと」かの、どちらかが大きくウェイトを占めるようになっているため、からだを動かしながら悩む、というのはなかなか難しいことなのです。

「とりあえずからだを動かしてみる」という習慣は、ストレスの上手な解消法です。

『養生訓』に繰り返し登場する「ほどほど」という考え方も、ストレスの上手な解消法の一つです。

「腹八分目」や「過ぎたるは及ばざるがごとし」のように、「ほどほど」のところで満足するという「知足《ちそく》」(足ることを知る)の考え方は、元氣な長寿者に共通していて、氣持ちの切り替えにも大きく役立っていることがわかります。

「何ごともほどほどがいい」と考えていれば、多少のことは氣にならなくなります。また、物事を柔軟に捉えることができますから、考え方も前向きになるでしょう。「からだを動かすこと」や「何ごともほどほどがいいと思うこと」が習慣になると、氣持ちが明るくなり、知らず識らずのうちにストレス耐性もできてきます。
長寿者に共通する価値観は、人生を明るく楽しく生きる秘訣でもあるのです。

何ごともあまり氣にせずほどほどに。そして、明るく前向きに生きることです

Column

生き時と死に時

この章では、元氣な長寿者の生活習慣や価値観などから、人生を楽しみながら年齢を重ねていく方法を紹介しました。

「食べ過ぎない」「こまめに動く」「よく笑う」「生きがいを持つ」「明るく朗らかに」など、長寿者に共通している健康の秘訣を取り入れてみることで、素敵な歳の重ね方を楽しみたいものです。

ところで「長寿」というと、何歳くらいをイメージされるでしょうか。

私のイメージする長寿は、「寿命」と呼ばれる天寿をまっとうしようとしている年齢です。それは人によって違いますので、明確な基準はありません。人にはそれぞれに、ほどよい「死に時」があって、それまでは元氣な長寿者の生活に倣《なら》い、生きている時を存分に満喫して楽しめばよいのではないかと思うのです。

長寿者から学ぶべきことは「長く生きること」よりも、「天寿を迎えるまでの生き時を元氣に楽しむ秘訣」であり、「幸せな死に時に向かう姿勢」なのではないでしょうか。

東京女子医科大学附属青山自然医療研究所クリニック所長の川嶋朗《かわしまあきら》先生は、著書『見えない力』で健康になる』の中で「人間は必ず死ぬものです。それならば『幸せな死を迎えること』こそ、人間の究極の目標なのではないか、私はそう考えています」と述べています。

家族や友人に「どうもありがとう、おかげで本当に素晴らしい人生だったよ。先に行ってるから、また向こうで会おうね」と挨拶をして、「死ぬ時がいちばん幸せ」と思って「死に時」を迎えることができたら、これほど幸せなことはありません。その「幸せな死に時」を迎えるためにどんな生き方をしたらよいのかというヒントを、長寿者のライフスタイルから学べばよいと思うのです。

江戸時代後期の禅僧である良寛和尚は、災難に遭わないで済む方法を質問された時にこう答えています。

「災難に逢う時節には災難に逢うがよく候　死ぬ時節には死ぬがよく候　是ハこれ災難をのがるる妙法にて候」

災難に遭いそうになったら遭ったらいい、死にそうになったら死んだらいい、これが災難を逃れるもっとも良い方法だ、というわけです。何ごとにも、ほどよい時があるのだから、それから逃れようとせずに受け入れなさい、というんですね。そうすれば災難も死も怖いものでなくなりますから、確かにもっとも良い方法です。

良寛和尚と同年代に生きた儒学者の佐藤一斎さんは、著書『言志晩録』の中で「生死は特別なことではなく、昼と夜のような、起きて寝るような、息を吐いて吸うようなものだ」という意味のことを述べています。からだとこころはつながっていて、さらにその先に「魂」という生死を超えた存在にもつながっているとしたら、「長寿」の概念はもっと奥行きの深いものになりますから、まさに一斎さんの言うように「起きて寝るようなもの」という感覚になるのかもしれませんね。

天寿は天授でもありますから、天から授かったことはありがたく受け入れる、そして、生と死を昼と夜のようにあたりまえのこととして捉える、というこころ構えも、素敵に歳を重ねていく秘訣のように思います。

寿命は授命。天から授けられた命を、悔いのないよう楽しんでまっとうしたいものです。

帯津良一の養生講話

私の養生法

貝原益軒が『養生訓』のなかで、家業に励むことの大事さを強調しているところが、私は大好きです。家業に励むということは、労働の尊さと親が営々として築いてきたものを継承し、さらに発展させるという孝の道を体現していくことにほかなりません。「まめに」という言葉も好きですね。大事な言葉ですから『広辞苑』をそのまま引用させていただきます。

まめ【忠実】

①まごころがあること。まじめ。誠実。本気。継体紀（前田本）（院政期点）「世世に忠（マメ）なることを尽す」。伊勢物語「心もまめならざりければ」

②労苦をいとわずよく勤め働くこと。「まめに働く」

③生活の役に立つこと。実用的。大和物語「車にてまめなるものさまざまにもてきたり」

④身体の丈夫なこと。たっしゃ。息災。好色五人女（4）「いよいよおはつ様は親子とも御まめか」。「まめで暮らす」

忠実とは、まごころを尽くしてよく勤めること。忠実を〝まめ〟と読ませたのか、まめに〝忠実〟という漢字を当てたのか、いずれにしても最初にこの二つを結びつけた人の功績は大きいですね。

そして、「笑いの効用」についてですが、笑いというものはある種の呼吸法ですから、エントロピーを増大させないことによって、体内の秩序性を高めるはたらきがあることはまちがいありません。しかし、内なる生命場が煮え滾《たぎ》り、哀しみの殻を破って、そのエネルギーが吹き出したものが笑いですから、そこには自らペーソス（Pathos）を伴うものでしょうし、沢庵和尚のほどほどの気遣いを併せ持つものではないか、というのが私の意見です。笑うことと同様に、涙することも、人間の自然治癒力を向上させることがわかっていますから、無理につくり笑いをするよりも、かなしいときには素直に涙すればいい。自分の感情のまま、あるがまま、ということを、基本的な考え方として持っていてもよいのではないでしょうか。

長く続けられるマイブームといえば、私の場合、酒と読書でしょうか。〝酒は百薬の長〟とは漢書（『食貨志』下）に出てくる言葉で、適度な酒はどんな薬にもまさる効果があるという意味です。

私の適量は、大瓶一本のビールとシングルモルト・ウィスキーのダブルロックを二杯。これは一人で最後の晩餐を楽しむ際のもので、ここに飲み相手が加わると、ダブルロックが三杯になったり四杯になったりします。時間にして九十分というところでしょうか。講演の時間も九十分。講演も私にとっては養生法の一つですから、九十分には、何か意味がありそうですね。

その講演が済んで空港や駅のレストランで旅情に浸るときは、生ビールの中ジョッキを二杯と焼酎のロックを二杯。焼酎の場合はウィスキーと違って、ダブルとかシングルとか言いません。ただロックと言えば、それなりのものが出てきます。ウィスキーでないのはなぜか？　ですって。この手のレストランでは、シングルモルトを置いていないからですよ。所要時間は四十分。いずれにしても、酒は私にとって生き甲斐のシンボルといってよいでしょう。

もう一つの生き甲斐が読書ですが、読書量はめっきり減りましたねぇ。それは、かつては飛行機の中とか新幹線の中を読書の時間に当てていたのですが、睡眠時間四時間の埋め合わせか、本を抱えて眠っていることが多くなってしまったからです。

読書量と反比例するかのごとく、本を買い求める量は、以前よりはるかに多くなっています。インターネットで買うことができるようになったのが、その理由です。私自身は、インターネットとは無縁の人間ですが、周囲の若い人に頼むとすぐに手に入るから便利になりました。

元来は、本屋さんの店内をゆっくり歩き回って本を求めるのが好きなのですが、大好きな神保町の東京堂さんがエスカレーターを付けたりして大幅に模様替えをしてから、まだ馴染むことができず、こちらは購買量がむしろ減ってしまいました。しかし、両者を合わせると、間違いなく増加の一途を辿っていて、部屋の中は本だらけです。

また、内容について言えば、小説はめっきり減り、もっぱら実用書で、なかでも生命に関する本が増えています。大体が生命関係のコーナーに立つと、若い人の力作がどんどん出てきて頼もしいかぎりですが、私もうかうかしてはいられないという焦りにも似た気持ちに駆られることもしばしばです。

それから、創《はじ》めることを忘れなければ人は老いないとありますが、私にとっての創めることは著作と講演でしょうか。どちらも注文が絶えないのはありがたいことで、いつも感謝の念でいっぱいです。

講演は全身全霊でぶつかっていきますので、済んだあとはいつも全身に力が漲《みなぎ》って若返ったような気持ちになりますから、これも私にとっての養生法と考えています。

ものを書くほうは、出だしはいささか憂鬱《ゆううつ》ですが、書きすすむうちに興が乗ってきて、折り返し点を過ぎる頃になると毎日、原稿用紙に向かうのが楽しくなるから不思議です。まさに私にとっては、ときめきの源泉、これまた養生法です。

次に、医者と薬は上手に利用する。本当ですね。ただ、現代人の不調はからだに帰因するよりも、こころやいのちに帰因することが多くなっていますので、わが国の医療のメインストリームである西洋医学だけではカバーしきれなくなっています。こころやいのちを対象とする中国医学やホメオパシー（類似療法）を活用することを覚えていていただきたいところです。

からだの不調を訴えて病院を訪れ、最新の機器を用いた検査のあれこれを受けても、原因が特定できず、仕方がないので鍼灸や漢方薬に向かうことが多いようです。でも流れとしてはむしろ反対で、まずは鍼灸や漢方薬でこころやいのちの歪みを是正してみて、その上でどうやらからだに器質的疾患が隠れていそうだということになって病院を訪れて、それなりの検査を受けるというほうが、自然の流れのような気がしますが、いかがでしょうか。

じつは、医療費の削減という国家的見地からしても、後者の自然の流れのほうがはるかに得策なのですが、このことに国家はまだ気づいていません。だから私たちが先手を打って、国家のために貢献しようではありませんか。

先般のホメオパシー・バッシングだってそうですよ。エビデンス（科学的な根拠）が乏しいというのが主たる根拠なのですが、こころやいのちを十分に科学が解明していない現在、こころやいのちを扱う方法がエビデンスを備えることができないというのは、当然の話なのです。

エビデンスの得られる範囲は、これを大いに活用した上で、エビデンスの乏しい処はこれを深追いしして無駄なエネルギーを使うのではなく、直観で補えばよいのです。

左脳が論理を扱い、右脳が直感を扱うというではありませんか。私たちは論理と直感を統合して、人生を豊かに生きているのです。右脳は意味もなく、そこに鎮座ましまっているわけではないのです。

それが病を得た途端、急に左脳だけで解決しようとするのは恐ろしいと思いませんか。私はホメオパシーを対がん戦略の一環として、もっぱら用いていますが、ファースト・エイド（First Aid：応急処置）としてのホメオパシーもなかなか捨て難い味のあるものです。そして、何よりもよいことは廉価であることです。これも医療費削減の有力な戦士なのです。

そして「健康食品」。これを厳密に区別せず、「サプリメント」とも呼んで、あたかも同義語のように使用していますが、念のため『広辞苑』では、

けんこう・しょくひん【健康食品】
健康の維持・増進に効果があるとされる食品。

サプリメント【supplement】
①付録。補遺。
②栄養補助食品。体に欠乏しやすいビタミン・ミネラル・アミノ酸・不飽和脂肪酸などを、錠剤・カプセル・飲料などの形にしたもの。サプリ。

片や〝健康〟、片や〝栄養〟と、当面の目的に違いはありますが、欠乏しやすいビタミンやミネラルを補うことは、結局は健康に資することになるのですから、同義語のように使っても、不都合はないようですね。

ただ、健康食品のなかには必ずしも栄養の改善を目的にするのではなく、たとえば抗酸化作用とか免疫賦活作用を目的とするものもありますから、守備範囲は広いわけで、健康食品という呼称のなかにサプリメントが含まれると考えればよいでしょう。

対がん戦略の一環として、健康食品も大いに活用していますが、私自身はもうかなり長い期間、〝ナットウキナーゼ〟の製品を服用しています。元来、健康食品を自分自身が飲もうなんて、ゆめ思わなかったのが、尊敬する多田富雄先生が脳梗塞で倒れたのがきっかけで、私の父親も脳梗塞を経験したことを思い出し、ナットウキナーゼを始めたのでした。

このように家系的あるいは体質的な弱点を補う目的で健康食品を愛用することが、本来の健康食品の存在意義なのではないでしょうか。

第七章　自然が教えてくれること

ヒント55

月と太陽が教えてくれること

からだの各部を表す言葉（腕、肘、腰、膝、肝臓、腎臓など）に「月」が付いていることは、月のリズムが私たちのこころとからだに大きく関係していることを示しています。

人間の血液の成分は太古の海の状態に近い、ともいわれていますから、月の引力が潮の満ち干と共に、人間の誕生や死、健康状態、女性の生理周期などに大きく関係していることも納得できます。また、海の生きものたちが満月に産卵することなどからも、月が地球の動植物に及ぼしている影響力の大きさがわかります。

私の知人は、月のリズムを意識し始めてから体調が良くなったといいます。

新月、満月を意識して月のリズムを感じることや、月をイメージして瞑想や呼吸法を行うことは、心身のリズムを整えてくれる効果があるようです。

●月をイメージした瞑想法

実際に満月が出ている場合は、じっくりと月を見つめてこころの中にその満月を想い浮かべます。満月が出ていない時は、写真を用いたり、自分で白い紙に円を描いてイメージしてもOKです。

月と、自分のこころとからだが一体になっていることを感じながら、ゆっくりと呼吸を繰り返します。なるべく長くゆっくりと吐いて、吸う息は自然に任せます（時間は五～十分程度で十分です）。

陰陽でいうと「陰」にあたる月のエネルギーは、こころとからだに安らぎと落ち着きを与えてくれます。

陰陽でいうと「陽」にあたる太陽は、活性化のエネルギーです。

春や夏になって日照時間が増えてくると、何だかワクワクした氣持ちになるのも太陽が持っているエネルギーのおかげでしょう。太陽の光を浴びることで活性化されるセロトニン神経は、心身のバランスを整え、体内リズムを調整してくれるはたらきがありますから、朝いちばんに太陽光を浴びるだけで「元氣になる」「氣分が明るくなる」「寝付き・目覚めが良くなる」といった効果をすぐに実感できるのです。

「氣」という字の中にある米は、私たちのエネルギー源である主食の米を表すと共に、八方に光を放つ太陽を表しているともいわれています。

また「日が立つ」と「音」という字になりますが、これは朝日が昇ってくると、動植物がいっせいに活性化して音を発する様子を表しています。

すべての存在に、公平に命のエネルギーを与えてくれている太陽の恩恵は、「もしも太陽から光熱費の請求書が届いたら……」と想像してみるとよくわかることでしょう（たいへんな額ですよ、きっと）。

どんな存在にも公平で、いつも与えっぱなしの太陽から、私たちは「見返りを求めずに与えること」が「自然の摂理」であることを教えてもらっているような氣がします。

●太陽をイメージした瞑想

太陽のエネルギーは、こころとからだの奥底から生命力を漲《みなぎ》らせてくれます。

ここで紹介する「太陽瞑想」は、作詞家・音楽評論家の湯川れい子さんも行っているという、太陽のエネルギーを元氣の源として取り込む方法で、私も日常的に行っているものです。

まず、太陽に向かって、その光を眉間のあたりから呼吸と共にイメージで吸い込みます。その光を、頭の中から顔や首、肩、胸、お腹、手足の先、という感じで全身の隅々までしみこませていきます。

吐く息で、疲れや毒素、不平、不満、心配などを一緒に吐き出しながら、体内を満たしている光をからだの外側まで広げていきます。

繰り返しているうちに、全身がまるで光の繭《まゆ》に包まれたような感じがしてくるでしょう。

慣れてきたら、太陽の光が届かない場所でもイメージで行うことができますので、ちょっと疲れを感じた時などにもお勧めです。

明るいという字は、日（太陽）と月が一緒になってできています。

これは陰陽が一対となって自然界が成り立っていることを表していますから、月と太陽の引力が地球の自転に関わっていることや、女と男という両極が交じり合った時に命が生まれることも、すべてこの摂理に適っているのです。

地球から月までの距離は約三十八万キロで、太陽まではさらにその四百倍という距離があります。しかし、これだけの距離の違いがありながら、皆既日食では地球から見た月と太陽が一分の隙もなくピッタリと一致して重なって見えることも、月と太陽が自然の摂理の素晴らしさを私たちに教えてくれているのだと思います。

月と太陽は、私たちのこころとからだに自然界の摂理を教えてくれています

ヒント56

人間のリズムは自然界のリズム

水の分子は十八で、これは一分間の呼吸数の目安でもあります。この十八を倍にした三十六は体温、さらに七十二は心拍数と最低血圧値、百四十四は最高血圧値の目安で、二百八十八は赤ちゃんが子宮の中にいるおおよその日数です。

こうしたリズムは、私たちのからだが、自然界における一定の法則のもとで成り立っていることを教えてくれています（それぞれの位をすべて足すと「九」になることにも、何か意味があるのかもしれませんね）。

私たちのふだんの生活において、何となく頭の冴える時間帯や、眠くなる時間帯、お腹が空くタイミングや排泄のタイミングなどがあることも、自然界と連動しているからだが「本来の健康リズム」を教えてくれているのです。

公立菊池養生園の竹熊宜孝名誉園長がおっしゃっている「医は食に、食は農に、農は自然に学べ」という言葉のとおり、こころとからだを健康に保つ秘訣を突き詰めていくと、けっきょくは「自然」に辿り着きます。

自然界は食物連鎖という大きな循環の中で成り立っていますが、人間以外の存在は、何かと比べたり、所有することに拘ったり、備蓄のために搾取をしたり、といった「競争」を生むような行為をすることはありません。それぞれが自らの特徴を活かしたライフスタイルで、自然界のリズムと同調して共生しています。

自然界が奏でるリズムは、「競争」ではなく「共奏」です。自然の分身と書いて「自分」と読む私たちは、自然界のリズムと同調しながら、他の存在と共にハーモニーを奏でる生活の中で、こころとからだを健やかに保つことができるのです。

自分という字は、自然の分身と書きます。
自然界のリズムが、こころとからだの健康リズムなのです

ヒント57

大事なものは見えにくい

サン=テグジュペリの小説『星の王子さま』に「大切なものは、目に見えない」という一節があります。

私たちの周りをよく見てみると、たくさんのそうした事例に氣づきます。

家屋を支えてくれている基礎や土台、柱や梁《はり》は、家ができてしまうと見えません。水を運んでくれる水道管や下水道、エレベーターのワイヤーロープもふだんは隠れたところで活躍しています。

動植物の命を育んでくれる太陽の光や熱、酸素。そして、私たちのこころも肉眼では見ることができません。

大事なものは、なかなか見えないものなのです。

りんごの無農薬栽培を成功させた木村秋則《きむらあきのり》さんのお話によると、農薬も肥料も使わずに育てた自然栽培の作物と慣行栽培の作物を比べた場合、最初の段階で大きく育つのは慣行栽培の作物なのだそうです。肥料をたっぷりと与えられ、虫がつかないようにしっかりとガードされた環境ですから、地上から上はどんどん大きくなっていくのです。

いっぽう、肥料を与えられていない作物は、栄養分を探して地中深くにどんどん根を伸ばしていきます。その分、どうしても地上での生長が後まわしになりますから、地上の様子からは、生長がとても遅いように見えてしまいます。

この間、片方は目に見える地上で、もう片方は目に見えない地中で、それぞれ生長しているわけですが、しばらくすると面白いことが起こります。肥料を与えていない自然栽培のものが、地上でも勢いをつけて大きくなっていくのです。

自然栽培のものは地中深くに根を張っていますから、基礎部分をとびきり頑丈に作った家屋のように、多少の雨や風がきてもどうってことはありません。目に見えないところに時間をかけた作物は、それだけ立派に逞しく育つのです。

また、自然栽培の作物は自然界から天然の栄養分を吸収して育ちますから、同じく自然界の一部である私たちのこころとからだにも素晴らしい恵みを与えてくれます。

やはり、なかなか目に見えないものの中にこそ、本当に大切なことがあるようです。

私たちが日々行う養生も、他人の目からは見えないものでしょう。それでも、毎日の習慣を通して養ったこころとからだは、間違いなく健康という恩恵をいただくことができます。
見えないところでの行いこそが、こころとからだを創っているのです。

目に見えないことを大切にしましょう

ヒント58

発酵と熟成

人呼んで「発酵仮面」こと東京農業大学名誉教授の小泉武夫先生は、古くから日本人の健康を支えてきた「発酵食品」の魅力について、長年研究を行っています。研究の一環として、納豆や味噌汁、漬け物といった発酵食品を毎日食べるようにしてから約三十年間、一度も病院のお世話になったことがないといいますから、発酵食品の力を自らのからだで証明していることになります。

「発酵」は、たくさんの微生物の力を借りながら、一定以上の時間をかけて行われる自然界の営みで、食材を美味しくしたり、栄養価を高めてくれたり、また、免疫力の向上にも大きな力を発揮してくれます。

例えば、大豆をそのまま一粒食べるといただく命は一つですが、納豆という発酵食品になると一粒に何億個もの納豆菌がついてくることになります。発酵という時間と手間を加えることで、有用なはたらきをしてくれるたくさんの生命力を一緒にいただくことができるのです。

また、発酵食品には、免疫力の約七〇%をつくっているといわれる腸内環境を整えてくれる効果もありますから、まさに一石二鳥にも三鳥にもなる食品といえるでしょう。

時間と手間をかけて作られた、伝統的な発酵食品である味噌、醤油、納豆、漬け物、麹、甘酒などを、毎日の食習慣にしたいものです。

発酵と同じく、時間をかけて寝かせる「熟成」も、私たちに様々な恩恵と氣づきを与えてくれます。

本書の監修者である帯津良一先生は、長年氣功を行ってきた経験から得た氣づきを、次のようにお話ししてくれました。

「氣功で感動するような動きをする人は、始めてから四十年以上行っている場合が多いんです。才能の違いや努力の有無ではなく、始めてからの年月が大切で、それは毎日行う人も、週に一度行う人も、長い目で見たら同じような境地に辿り着くのです。
何ごともあまり急《せ》いてやるもんじゃないですよ。ウィスキーやワインも寝かせるといい味が出てくるように、氣功も時間をかけることで熟成するものです。これは人生すべてに通じることかもしれませんね」

食べものが発酵・熟成によって、いっそうそのはたらきを高め、他の存在への有用なはたらきを増やしていくように、私たちが日々行っていることにも、ある一定以上の時間をかけることで育まれていく大切な何かがあります。
時間をかけてゆっくりと進む発酵や熟成という現象は、日々忙《せわ》しなく動いている私たちに、「もっとゆっくりでいいんだよ」というメッセージと共に、本当の自然界のリズムを教えてくれているのかもしれません。

発酵と熟成という現象から、私たちは「人生をゆっくりと楽しむ」という訓《おし》えを学ぶことができます

ヒント59

竹は節があるから強い

七夕の飾りや正月の門松、竹を四本組んでしめ縄をはり聖地とするなど、その神秘的な力で場を清める「めでたい植物」として、竹は様々な祭事や慣わしに用いられてきました。

長い歴史の中で、竹がこれほど大切な用途を担ってきたことは、竹の生長過程や成分に大きく関係しています。

・生長の早さ＝一日に百二十センチも伸びたという記録があるほど生長が早く、二、三ヵ月で十四、五メートルの高さになります。地上植物では、他に類を見ない生長の早さです。

・清浄作用＝竹の葉に含まれているポリフェノールなどの抗菌・清浄作用が、酸化や腐敗を防いでくれます。昔の人が筍の皮におむすびを包み、竹の水筒に水を入れて持ち歩いていたのも、こうした清浄作用を知っていたからだと思われます。

・生命力と再生力＝焼け野原になってしまった土地や、他の植物が枯れてしまうほどの環境汚染の中でも、竹だけは生き残って、逞しく再生することが確認されています。

先人たちは、きっとこうした竹の力に神秘的な魅力を感じたのでしょう。

竹が持っているこうした力の源は、節の真上にできる生長帯にあります。

この部分では、一秒間に約九万個の細胞が生まれるといわれており、竹の生長力や生命力はここから生み出されているのです。

また、一定の間隔でできる節は、風や衝撃から自分自身を守る役割も果たしています。

つまり、竹の節は生長力、生命力の源であり、節があるから強く逞しく育つことができるというわけです。

今から二十年ほど前、私がヒーリング関係の仕事をしていた頃、師匠が教えてくれたことの一つに、この「節」の話がありました。

「こころとからだの悩みは、その人にとって一つの節目なんです。その節を超えるから、もう一つ次の段階の幸せを、こころから実感できるようになるんですよ。難局という節は、その人の人生をより豊かにしてくれる本当にありがたいものなんです」

自然界はいろいろな形で、私たちに本当の「こころとからだの健康」を教えてくれているように思います。

竹が大切に扱われてきた理由は、節が生み出すその特長にあります

ヒント60

台風一過

台風一過を「台風一家」と間違えて、「いったい、どんな家族なんだろう?」と想像していた、という話はよく聞くところです(私も同じくそう思っていました……)。

強い風や大量の降雨をもたらす台風は、多くの人にとって恐ろしいものの一つだと思いますが、ある雑誌に書いてあったひと言は、私がそれまで台風に抱いていたイメージに、もう一つ違う角度からの視点を与えてくれました。

「台風は地球の浄化作用の一つです。台風が撹拌《かくはん》してくれるおかげで、空氣は澱《よど》まずに、海も山も活性化するのです」

海が撹拌されることで、海水温は上昇し過ぎることがなくなり、珊瑚《さんご》とそれを取り

巻く生態系の生存が可能になります。

また、森林も空氣の澱みがなくなることで生命力が高まり、健康的な生態系を維持することができるのです。

海の生態系も、山の生態系も、私たちの命とひとつながりの存在です。

台風は、その時に必要な大きさと動きで、地球の生態系を維持してくれている自然界の大切なはたらきなのです。


明治・大正・昭和という三つの時代を生きた哲人・中村天風師は、急性の症状を台風に見立てて、次のような言葉を遺しています。

「まこと急性病は恐るるに足らず、むしろ吾人《ごじん》をより長く生かさんがための、天からの妙《たえ》なる配剤であれば、一時的には大いなる苦痛はあれど、一過の台風にすぎず、やがては爽快なる秋晴れが吾人の眼前に来ることを信ずる」

からだに起こる様々な症状もまた、こころとからだの浄化作用です。

過ぎ去った後の清々しさは素晴らしいものだと信じて、自然の摂理に感謝の想いを持ちたいものです。

台風が過ぎ去った後には、青空の下で清々しい空氣を味わうことができます

ヒント61

春と夏と秋と冬と

静寂と澄んだ空氣の中で芽吹きの準備をする冬は、寒さの影響を受けにくい土の中で育った根菜類がからだを温め、春からの始動に向けて備えをしてくれます。

穏やかな新緑の中で生命の躍動を感じ始める春は、山菜や芽吹いてきた野菜に含まれる苦み成分が、冬の間に溜まった老廃物を排泄して体調を整えてくれます。

陽氣な暑さの中で動植物も活氣に満ち溢れる夏は、水分の多い野菜や果物が暑さによる体力の消耗を補い、エネルギッシュな活動を支えてくれます。

美しい紅葉と穏やかな氣候の中で収穫に励む秋は、旬の食材も豊富です。特に、でんぷん質の穀類や芋類などが夏に消耗した体力を補い、味覚を楽しみながら、やがて来る冬の寒さに耐えられるよう準備をしてくれます。

日本の四季は、それぞれの季節が奏でる美しい風景と共に、私たちがその時期に必

要とする栄養素を、旬の食材として与えてくれます。

こうした恩恵をあたりまえのように受けて暮らしている私たちですが、氣温や湿度、日照時間や生息場所など、すべての条件が一定の法則のもとで運行されている自然界の摂理に氣づくと、その偉大な仕組みに感謝の氣持ちが溢れてきます。

自然界では、それぞれの季節に、すべての存在にとって必要なことが、必然的にベストのタイミングで起こっているのです。

そしてこのことは、自然のサイクルの中で自然のリズムと共に生きている私たちにもあてはまります。


「すべてのことは必然、必要で、ベストのタイミングで起きているのです」

これは、経営コンサルタント会社として世界で初めて株式を上場した株式会社船井総合研究所創業者・船井幸雄先生の言葉です。

「どんな場合でも、起きたことには必ず意味があって、必要だから起きているのです。そして、そのことから学ぶべきことや、様々な氣づきがもたらされ、振り返ってみると、それらは常にベストのタイミングで起きていたことに氣づかされます」

半世紀以上に亘《わた》って、数えきれないほどの企業や個人に命がけのアドバイスを行ってきた経験から、船井先生は「世の中にはこの厳然とした仕組みが間違いなくある」ということを確信したそうです。

自然界で起こるすべてのことが必然、必要、ベストのタイミングで起こっているように、自然の一部である私たちもまた、この法則の中で存在しています。

そして、こころとからだの健康から、さらに命の根源である魂の存在にまで想いを馳せてみた時に、船井先生のこの言葉はいっそうの重みと奥深さを伴ってこころに響いてきます。

巷に溢れる些末《さまつ》な健康情報に振りまわされることなく、自分なりの養生道をしっかりと歩み続けたいものです。

すべてのことは必然、必要で、ベストのタイミングで起きています

ヒント62

天・地・人々・ワレ一体

聖書の創世記に「神はこのように、人をご自身のかたちに創造された」という一節があります。神様は宇宙そのものですから、人間はまさに「宇宙の縮図」であり「自然の一部」ということになるでしょう。

新体道創始者の青木宏之先生は、著書『からだは宇宙のメッセージ』の中で次のように述べています。

「神というものは何に表されているかというと、宇宙的真実在とか、宇宙の真理というような大自然に表されているのです。大自然といってもそれは自分の外にあるのではない。身近に生々しい大自然があるではありませんか。それは人間のからだです。ですから、大自然というものを学ばしていただくために、まずからだを大事にしながら、からだにきかなければいけないのです。しかも、そのからだという大自然を通して、私たちは宇宙的真理に到達するのです」

大学に入ってから体力づくりのために始めたという空手で、十年も経たずに流派の最高段位に推挙《すいきょ》されたという青木先生は、師匠から教えてもらった二つのことが飛躍的な伸びのきっかけになったといいます。

一つめは「からだからムダな力を抜くこと」。

二つめは「瞑想によって無の状態になること」。

この二つの教えを毎日の稽古に取り入れ、からだが本来持っている潜在的な力を呼び覚ませたことが、驚異的なスピードでの最高段位推挙につながったのです。

「ある時、私は東京山手線の新宿駅で、ホームにいた人とぶつかってポーンとはじき飛ばされてしまいました。すでに空手の高段者でしたから、そんなに簡単にはじき飛ばされるわけがない。きっとよっぽど頑強な体格の持ち主だろう、と思って振り返ったら、そこには両手に大きな荷物をぶら下げたおばあさんが時刻表を見ながらポカーンとしていました。とにかく力みがなく、無の状態に近い、一種の瞑想状態だったんです。両手に重い荷物を持っているので、重心も下に降りている。武道家としても、まさに理想の状態でした。師匠から教わった二つのことを、このおばあさんは自然に体現していたんです。このおばあさんのような状態を何とか武道の技を通して体現できないか、ということが『新体道』を創めるきっかけになりました」

武道家として宇宙の真理を探求し続けた中で青木先生が氣づいたことは、「力《りき》みのない、無に近い状態」が、もっともからだの能力を発揮できること、そして、そうした時のからだが導いてくれるこころの状態が宇宙の真理・自然の摂理に適った理想的なものである、ということでした。

「私は瞑想や稽古の際に『天・地・人々・ワレ一体』という方向性を示します。人間はもともと自然の一部ですから『天・地』と一体になること、そして自然界の中で人々は皆つながっていますから『人々とワレ』も一体なわけです。私たちは、いちばん身近にある『自分』という自然に向き合うことで、からだという大自然を通して、宇宙的真理を感じることができるのです」

人間は自然の一部として、宇宙の大きな摂理の中に存在しています。力みのない、天・地・人々・ワレ一体の境地は、こころとからだがもっとも理想的な健康状態を保っている時の境地でもあるのです。

人間は自然の一部として、宇宙の大きな摂理の中に存在しています

ヒント63

私たちは皆、自然の一部です

「あなたは誰ですか？」と質問されたら、何と答えるでしょうか？

「私は○○です」と名前を答えたり「日本人です」と国籍を答えたり、あるいは会社での役職を答えたりするかもしれませんね。

前出の船井幸雄先生は、今から十数年前に同じような質問を受けたことがあるそうです。その時、相手が教えてくれた答えは次のようなものでした。

「あなたは船井幸雄という名前だけれども、それは誰かがつけたものでしょう。船井家の一員というのも、船井総研という会社の代表であることも、東京都民であることも、日本人であることも、じつはいつでもそうじゃなくなる可能性があることばかりです。でも一つだけ変えられないことがあります。それは、地球人という自然界の一員であることです」

たしかに、名前も勤務先も国籍も、状況によってはいつでも変わってしまう不確実なものです。揺るがない事実は「地球人という、自然界の一員である」ということだけです。

二〇〇二年にノーベル物理学賞を受賞した小柴昌俊《こしばまさとし》先生によると、人間は地球の大地にある百八の元素の中の、九十二個をいただいて生まれてきているそうです。まさに「母なる大地」ですね。

また、地球上の陸地と海の面積比率は、人間のからだに占める水分の比率とほぼ同じであることや、血液の成分が太古の海の状態に近いことなども、私たちが自然の一部であることの証です。

私たちが自然の一部であることがわかると、こころとからだを健康に保つために必要なのは「自然界の摂理に適った生活の中で、こころとからだの声を素直に聴くこと」であることに氣づきます。

自然界の摂理が教えてくれるこうした訓《おし》えを胸に抱いて、こころもからだも日々ときめいて生きたいものです。

自然の摂理の中で、こころとからだの声を素直に聴くことが健康の基本です

Column

大いなる循環の中で

「私たちが自然の一部なのであれば、自然界の摂理のとおりに生活をすることが健康の秘訣であり、養生の基本なのではないか」

こころとからだの健康について、様々に思索を重ねてきた中で辿り着いた、今のところの結論です。

自然界が厳然とした法則のもとで成り立っていることは、先人たちが様々な方法で伝えてくれていますが、中でも長野県の伊那谷に住むタオイストの加島祥造《かしましょうぞう》さんが「口語訳」された『タオ　老子』は、古代中国の思想家・老子からの二千五百年という時を超えたメッセージを感じさせてくれます。

天はひろびろとしているし、
地は果てしなくて、
ともに
長く久しくつづくもののようだ。
それというのも、天と地は
自分のために何かしようとしないで、
あるがままでいるからだ。
だから、長く、いつまでも、ああなんだ。

タオにつながる人も
この天と地の在り方を知っているんで、
先を争ったりしない、そして
いつも、ひとの
いちばん後ろからついてゆく。
競争の外に身をおいて無理しないから、

身体は長保ちするわけだ。
つづめて言えば、
我をはったりしない生き方だから、
自分というものが
充分に活きるんだ。
（『タオ　老子』より）

タオとは、すべての創《はじ》まりの力のことですから、「タオにつながる人」とは、自然の摂理に適った生活をしている人のことです。

先を争ったりせず、競争の外に身を置いた生き方。

我をはらない、あるがままの生き方。

自然界が教えてくれるこうした生き方が、生命を養い、こころとからだを健康に保ってくれる何よりの秘訣なのだと思います。

帯津良一の養生講話

自然が教えてくれることについて

ある夏の夕、伊那谷の老子と呼ばれている英文学者の加島祥造さんといっしょに天竜川の土手の路を歩いたことがありました。その頃、加島さんは八十歳を超えていたのに、歩き方が速い。それも背筋をぴんと伸ばして、すいすいと歩いて行きます。

その後ろ姿を見ていて誰かの歩き方に似ているなぁと思いながら、ぱっとひらめいたのでした。あっ！　そうだ、星の王子さまだ！　と。そして、一瞬にして悟ったのです。サン＝テグジュペリ（Antoine de Saint-Exupéry：一九〇〇－一九四四）が砂漠に不時着して見た星の王子さまは、はるか春秋戦国時代から二千五百年の時を経て、この地上にやって来た老子だったのだ、と。ありそうな話ですよね。

その星の王子さまが言います。

「本当に大切なものは、目に見えないんだよ」と。

なんとも心に沁みる言葉ですね。私たちにとって、この上なく大切な〝健康〟もじつは目に見えないのですよ。健康診断や人間ドックの結果の数字の羅列を眺めても、なんの感慨も湧いてはきません。酒樽に漏れがないのを確かめたからといって、中に入っている酒の旨さがわかるはずがないでしょう。

百歳の長寿を手にしたドイツの哲学者、ハンス＝ゲオルク・ガダマー（Hans-Georg Gadamer：一九〇〇－二〇〇二）もその著『健康の神秘』（法政大学出版局・二〇〇六年）のなかで、

「健康とは秘匿された調和である」

と言っています。よくわかりますね。だって、調和とはエントロピー（前出64ページ）の少ない状態のことでしょう。エントロピーが少ないとは、体内の秩序性が高いことを意味します。このことこそ健康にほかならないではありませんか。

さらに、内なる生命場は閉ざされたものではなく、環境の場とつながっています。というよりは、環境の場の一部が内なる生命場と考えたほうがよいでしょう。だから、内なる生命場に調和があるということは、環境の場にも調和が存在し、かつ両者の関係も調和のなかにあるということになります。

人間のリズムは、すべて自然界と連動しているという所以はここにあります。私は

もう二十年以上前から二年に一回、中国は内モンゴル自治区のホロンバイル草原に一人立って、虚空と対話することにしていますが、草原の日の出を初めて見たときは、身震いするほどの感動をおぼえたものです。

真っ赤なまるい太陽がゆっくり顔を出すという、いつものイメージと違って、東の地平線がぴかっと光った途端、あたり一面の草々が黄金色に輝いて、欣喜雀躍《きんきじゃくやく》とするのです。

まさに『易経』にある、

「天行健なり、君子以て自彊して息《や》まず」

です。天は人間の計らいとは別に、いつも健やかに巡っているのです。見渡すかぎりの草原の一本一本の草々が、これに呼応して喜んでいるのではないでしょうか。私たち人間も同じです。身も心も、巡りくる大自然にまかせてみようではありませんか。

一つの例が猖獗《しょうけつ》を極めている〝花粉症〟です。昔は花粉症という言葉すらありませんでした。子供たちは学校から帰ると、カバンを放り出し、戸外を走りまわっていました。空中を飛び交う花粉も仲間だったのです。つまり、花粉も〝自己〟の内で、自己と〝非自己〟の作り出す免疫の過剰反応などまったくなかったのですから、花粉症など起こりようがありませんでした。

ところが、私たちの生活が便利になるにつれ、大自然との接点が少しずつ失われていきます。飛び交う花粉も、自己から非自己に変わっていったのです。そもそも免疫とは、自己と非自己をはっきりと分け、自己のアイデンティティを確立して、非自己の攻撃からこれを守ろうとするシステムです。

だから、私たちの健康を守るための免疫のはたらきが、かえって大自然との一体化を妨げるという一見、矛盾した様相を表すのですが、非自己から脱した自己を環境の場の中へ、さらには私たちの故郷である虚空の中に寛放していくと考えればいいのではないでしょうか。大いなる調和です。

もう一つ、調和とは決して静的(Static)なものではありません。本来は動的(Dynamic)なものなのです。沸々と煮え滾るものがなければなりません。ベルクソンの言う「生命の躍動(エラン・ヴィタール：elan vital)」です。

健康とは生命の躍動を内に秘めた、秘匿された調和だったのです。なにか漠然とした不安を感じたならば、諸検査の結果はあくまでも参考資料にとどめ、まずは内なる生命場が躍動しているかどうか、自問自答してみようではありませんか。

そして発酵や熟成は、自然のリズムが「ゆっくり」なことを教えてくれていると言いますが、本当ですね。ホメオパシーの勉強にスコットランドのグラスゴーに何回も足を運んでいるうちに、すっかりシングルモルト党になってしまいました。

シングルモルト・ウィスキーには多かれ少なかれ、樽の匂いがあります。樽の匂いは熟成の匂い。この匂いと琥珀《こはく》色を楽しみながら、樽の中でひっそりとウィスキーが熟成されていく年月に思いを馳せるのもいいものですよ。

気功の熟達も、ウィスキーの熟成にそっくりなのです。年数をかけなければ駄目なのです。十年やれば十年の気功、二十年やれば二十年の気功に、誰もが到達するものなのです。それ以上でも、それ以下でもありません。あせらずに、じっくりと年数を重ねていけばよいのです。

しかし、漠然と年月を重ねなさいと言っているのではありません。ウィスキーの熟成には時間とともに、酒倉の一定の温度というものが必要です。気功の場合の一定の温度にあたるものは何でしょうか。

それは日々、内なる生命場のエネルギーを勝ちとっていくという攻めの養生の心。この心さえあれば、あなたの気功にもいずれ、まろやかな風味が出てきますよ。その上に、いつの日か、生と死の統合を果たそうとする〝青雲の志〟がともなえば、これはもう生きる目的、自己を実現することにほかなりません。かほどに熟成ということは、大事なことなのです。今宵もシングルモルトでいきましょう。

そして竹の節目ですか。私はこれを挫折ととらえました。私たちの生命はビッグバンとともに虚空の一陽に生をうけ、百五十億年の旅の果てに、この地球に降り立ったのです。旅とともに私たちの生命エネルギーは、目減りを余儀なくされてきました。このままでは故郷である虚空に帰る燃料としては、少し不足です。そこで、虚空の意志が地球をしつらえたのです。ここで幾何《いくばく》かの時を過ごす間に、自分の力で帰路の燃料の不足分を蓄えなさいと言うのです。この世はユートピアでもなければ、桃源郷でもありません。修行の場なのです。

修行に困難は付きものです。いや、むしろ困難を糧にして、私たちは成長していくのでしょう。困難には挫折が伴います。挫折がまた、人を磨いてくれるのです。挫折を一度も経験したことがないとしたら、のっぺらぼうな顔で気持ち悪いですよ。特に医師は、挫折のない人はおすすめできません。生きる哀しみがわからないからです。

味わいのある人生には「節」が必要ということですね。

対談

「いのちのエネルギーを高める養生法」について語る

帯津良一 × 鳴海周平

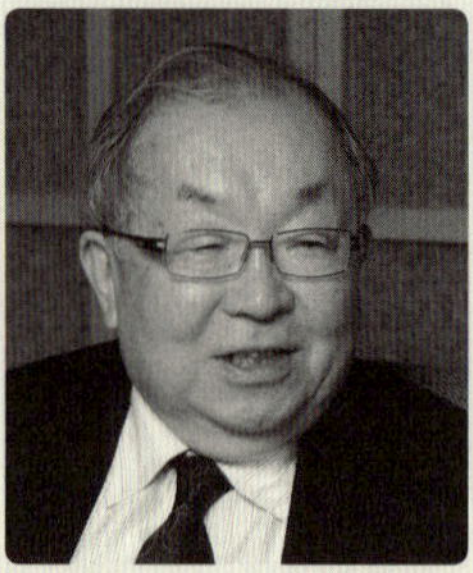

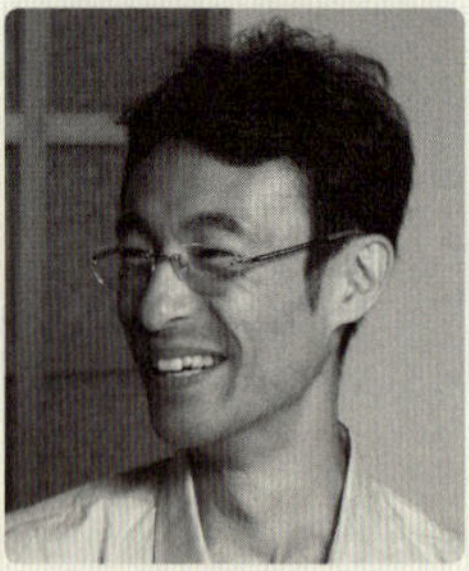

Obitsu Ryoichi × Narumi Shuhei

人間を丸ごと診るホリスティック医学

鳴海周平（以下・**鳴海**）帯津先生とは、二〇〇四年に弊社会報誌の対談でご一緒させていただいて以来、八年ぶりの対談ということになります。

帯津良一（以下・**帯津**）もう八年になりますか。早いものですね。鳴海さんとは当時からとても近い健康観を持った同志という認識でおりましたから、今回もこうして語り合えることを楽しみにしていました。

鳴海　たいへん光栄なお言葉をいただき、ありがとうございます。私は帯津先生の「人間を丸ごと診るホリスティック医学」という考え方が大好きで、いつも参考にさせていただいています。

帯津　英語で書かれた本を見ると「ホリスティック医学とは、ボディ、マインド、スピリット」と書いてあります。つまり、からだ、こころ、そしていのち。いのちは魂と言い換えてもいいでしょう。このすべてを丸ごと捉える医学が、私が追い求めている「ホリスティック医学」です。

鳴海　帯津先生が西洋医学と中国医学の統合だけに留まらず、インドのアーユルヴェーダやホメオパシー、スピリチュアルヒーリングなどにも治療法の幅を広げていらっしゃるのは、「人間を丸ごと診る」という大きな視点があるからなんですね。

帯津　私は、ホリスティック医学には「場」という考え方がとても重要だと思っているんです。からだの中は、いのちに関わる物理量が「いのちの場」をつくっています。このエネルギーがいのちです。そして、なんらかの理由でこのエネルギーが低下した時に、これを回復させようとする、「場」自身に備わっている能力が「自然治癒力」ではないかと思うんですね。こうした「場」の回復作業を外部からのはたらきで行うことが、医療などによる「治し」や「癒し」。自分の意志で行うことを「養生」と考えるとわかりやすいのではないでしょうか。

そして「場」の自然治癒力は人間だけに備わっているのではなく、ありとあらゆる「場」にそうしたはたらきがある。だから、いい「場」に身を置くことでも、癒しの効果を実感できるんです。

（※「場」については、第一章の「帯津良一の養生講話」でも詳しく解説されています）

鳴海　作家の五木寛之さんは「十八歳の時に身体検査を受けたきり、病院に行ったことがない」とおっしゃっていますが、その理由は、病院という「場」の氣がよくないからだそうです。行くと病気になってしまいそうな氣がすると（笑）。帯津先生はそうした面にもとても配慮されていて、二〇〇九年に新築した病院はいい「場」をつくることに徹底してこだわっていらっしゃる。私も先日お伺いしましたが、本当に素晴らしい「場」ですね。特に百三十畳もあるという氣功の道場には驚きました。こうしたいい「場」に身を置くことができると、患者さんの回復にもとても良い効果が期待できそうです。

帯津　新しい病院は、今までの集大成と言ってもいいと思います。廊下も広くて、とても居心地がいいですし、九十九室ある病室はすべて個室です。道場ではひっきりなしに氣功や太極拳、呼吸法などのプログラムが組まれていますから、常にいい「場」が形成されています。患者さんは、病院に体調を良くしたくていらっしゃるわけですから、本来は病院こそがエネルギーの高い「場」でなければなりません。そこにいるだけでも癒されていくような「場」が理想ですね。

鳴海　帯津先生の病院だと、五木さんも安心して来られそうですね（笑）。

帯津　ただ、行き着くところは、やはり職員一人ひとりの意識なんですよ。自分のいのちのエネルギーと患者さんのいのちのエネルギーを、日々少しずつでも高め続けていこうとする志と覚悟が必要なんです。「今日より良い明日を」という当院の基本理念は、こうした志と覚悟を表しています。患者さんは、からだだけでなく、こころやいのちにも目を向けてほしいと思っていますから、このすべてを丸ごと捉えようとするホリスティックな考え方は今後ますます重要になってくるでしょう。

鳴海　エビデンス（科学的な根拠）ばかりを重視する既存の西洋医学では、こころやいのちの問題まで捉えることはちょっと難しいかもしれませんね。本書でも触れましたが、本当にたいせつなものは、数値やデータでは表しきれない、目に見えにくいことの中に在るように思います。

帯津　おっしゃるとおりですね。西洋医学は科学的なエビデンスを重要視しますが、長い歴史のある伝統的な民間療法などには、時間の長さという目に見えない立派なエビデンスがあると考えていいと思うんです。五木寛之さんは『養生の実技』（角川書店・二〇〇四年）という本の中で「科学的な裏付けをしようとすると、民間療法にとっていちばんいいものが失われる」ということをおっしゃっていますが、私もそのとおりだと思うんですね。先人たちから長い年月をかけて受け継がれてきた経験則は、科学的な裏付けだけで判断できるものではありません。要は、患者さんの状態が少しでも良くなればいい。理論や理屈で病気を捉えるよりも、まずは「患者さんのために何ができるのか」というところから考えていく必要があると思うんです。初めに数値ありき、ではなく、まずは患者さんと医者のつながり、信頼感がちゃんと保たれていることが大切ですよ。

医学界は「統合」の流れへ向かっている

帯津　数値といえば、メタボリックシンドロームの目安というのもありますが、あれは余計なお世話ですね（笑）。健康はいのちのエネルギーの高さですから、検査の数値だけでは表せないんです。現に、最初に設定された最高血圧やコレステロールなどの基準数値が数年の間に下げられた結果、その間の人たちは、みんな薬の対象になってしまったわけです。要は、健康のハードルをどこに設定するかということなんですが、今のように数値だけを前面に出して検査を進めている状況は、ただ不安感を煽っているように感じてしまいます。

鳴海　人間が生まれながらに備えているホメオスタシス（恒常性）のはたらきから考えても、常に動きのあるいのちに対して、ある瞬間の数値だけで健康状態を判断してしまうのは、たしかにおかしいですよね。ましてや、その薬がなかなか途中で止められないとなると、たいへん大きな問題だと思います。目に見える数値だけに依存し過ぎることは、かえってもともと持っている生命力を弱めてしまうような氣がしますね。

帯津　科学的にまだよくわかっていない「いのち」の問題に対して、わかったことだけで対応しようとすることにそもそも無理があるんですよ。患者さんと向き合っていると「理詰めでは、たしかにこの療法なんだけど、感覚としてはこっちの薬がいいんじゃないか」と閃《ひらめ》くことがあって、結果的にその閃きの方が正しかったりするわけです。だから、エビデンスも大事だけど、そこに閃き（直観）を統合することも大事なんです。患者さんの立場になってみると、とにかく今の辛い状態が良くなればいいわけですから、エビデンスは乏しくても一筋の光明が見えるような治療法があれば、選択肢はたくさんあった方がいい。こうした観点から捉えても、医学界はこれから「統合」という大きな流れに向かっていくように思います。西洋医学が得意とする「部分」

と東洋医学が得意とする「全体」。薬や手術のような「治し」といのちのエネルギーを高める「癒し」。症状を治す「治療医学」と事前にそれを防ぐための「予防医学」。医者がやってくれる「医療」と自分で行うことのできる「養生」。こうした要素を一つ一つ大事にしながら、積分して新しいものを創り上げていくことが、これからの医学には必要だと思います。そしてその先に「生」と「死」を統合したホリスティック医学がある。本書で鳴海さんが紹介している健康の秘訣は、予防医学や癒しの根幹ともなる養生法ですから、皆さん大いに実践して、来るべきホリスティックな時代の先駆けとなっていただきたいですね。

「生」と「死」を統合する生き方

鳴海　終末期医療の専門家でもある緩和医療医の大津秀一《おおつしゅういち》先生は、著書『死ぬときに後悔すること25』（致知出版社・二〇〇九年）の中で、「生と死の壁を乗り越えられなかったこと」を挙げています。仕事柄、たくさんの方の最期を看取っているわけですが、自分なりの死生観を持っている人は、終末期になって死に直面してもじつに堂々としているそうです。本書の中でも「人間は必ず死ぬものです。それならば『幸せな死』を迎えることこそ、人間の究極の目標なのではないか」という、医師の川嶋朗先生（東京女子医科大学附属青山自然医療研究所クリニック所長）の言葉を紹介していますが、からだ、こころ、いのちという大きな観点から健康というものを捉えた時に、「死」についても思いを巡らせておく必要があるのではないでしょうか。

帯津　まさにおっしゃるとおりで、ホリスティック医学が目指す最終的な課題は「生」と「死」の統合なんです。アメリカのホリスティック医学のリーダー的存在でもあるディーパック・チョプラ博士も「本当の健康のためには、死についての問題をしっかり考えて、その恐怖から解放される必要がある」と述べているように、その人なりの死生観を養っておくことはとてもたいせつなことだと思います。生まれてきたからには必ず死ぬわけですからね。私は、良い「生き様」というのがあるように、良い「死に様」というのがあってもいいんじゃないかと思うんです。身近な人でいうと、太極拳の楊名時《ようめいじ》先生は、見事に生と死の統合を果たされた方でした。先生とは飲み仲間でもありましたから、大病で手術をされた後も、月に二、三回は先生のお宅に伺って、二人で飲み交わすことが六、七年続いていました。ある時期から「私は生きるも死ぬもあるがままだから、主治医としてよろしく頼みますよ」とおっしゃるようになりました。「死ぬ時は、あなたの病院で死にますから、よろしく」というわけです。その後、先生は予告どおり私のところで入院して最後を迎えられたわけですが、検査も治療もやりたがらずに「あるがまま」を貫かれました。亡くなる時も、もうほとんど意識がないのに、私が顔を近づけて呼んだらパッと目を開いて右手を出してきたんです。それが凄い力で、とても最期が迫っている人とは思えないほど力強い握手でした。それから左手でも握手をして、お互い睨めっこをしました。その後は、集まってきたご家族やお孫さんたちと一人ひとり握手をしながらひと言ずつ話をして、全員と握手をし終わってからすぐに心臓が止まったんです。これは凄いな、と思いましたね。生と死を統合するとは、こういうことだと。人生の中で、楊名時先生のような方と出会えたことは、私にとってかけがえのない宝物ですね。

鳴海 生と死が統合されると、そんなに素晴らしい旅立ちができるんですね。先日、新聞の連載で脚本家の倉本聰さんがエッセイを掲載されていまして、その中で御父様が亡くなった時のことを書かれていたんです。当時、倉本さんは高校生だったそうですが、御父様が狭心症の発作で危ない状態だった時に、「みんなで賛美歌を歌おうよ」

と言って、歌い終わったとたんに天井の一点を見ながら「きたきた」と笑って亡くなったというエピソードを紹介されていました。「何かが迎えにきた印象がして、何かに立ち向かうような力強さも感じた」と倉本さんはおっしゃっていますが、こうした旅立ちの姿も生と死を統合しているように思います。

帯津　ほーう、そのお話も素晴らしいですね。やはり、生と死が統合されると、死に対する恐怖感のようなものがなくなるのでしょう。まさに理想的な死に様です。ヘルマン・ヘッセの詩に、

「よろこんで朽ち果て
　万有の中に崩壊していく」

というのがありますが、まさにこの境地ですね。ここでいう「万有」とは「あの世」のことであると私は考えているんです。魂の故郷である「虚空」ですね。死に逝く人の傍らで見送りをすると、皆さん一様に安堵の表情を浮かべて旅立ちますが、これは「故郷」に帰っていく表情なんだなぁ、と思うと納得がいきます。

鳴海　哲学者の池田晶子さんが『人生のほんとう』（トランスビュー・二〇〇六年）という本の中で「池田某は確実に死にます。皆さんもそうです。確実に死にますが、

しかし死ぬという言葉すら超えた存在というものに氣が付いて、池田は死なないと、そういう変な言い方が出てきたりします」と書いています。自分の中に流れている永遠性のある存在、これは魂と言ってもよいと思いますが、そういったものの存在までを視野に入れて考えると、日頃行う養生にもずいぶんと奥行きが感じられてきますね。

帯津　「養生」とは、いのち（魂）を正しく養うこと、いのちを養いながら生きていくことです。五木寛之さんは『養生の実技』の中で「明日死ぬとわかってもするのが養生である」とおっしゃっていますが、まさにそのとおりで、長生きとか、病気を克服するためだけにやるのではなく、死ぬ直前まで「いのちのエネルギー」を高め続けていくのが「養生」なんですね。さらに言えば、死んだ後の世界でも、そのまま「いのちのエネルギー」を高め続けていく、というところまで視野に入れた方がいい。これが私の考えている「養生」であり、生と死を統合したホリスティックな生き方です。

いのちのエネルギーを高めるコツは「ときめき」

帯津　毎日の生活の中で「いのちのエネルギー」を高め続けていくには、「ときめき」がたいせつです。何かにときめくと、免疫力が向上して、自然治癒力も高まります。ちなみに、私がときめくことは、朝に氣功をしている時や、本などの原稿がもうすぐ仕上がりそうな時、毎日夕方の六時半からビールを飲むことや、大好きなカツ丼を前にした時、夕食時の湯豆腐……。あれ、飲むことと食べることばかりになってきましたね（笑）。やはり、食べたり、飲んだりということは、ときめきの最たるものではないでしょうか。

鳴海　帯津先生のときめきの源泉が「朝の氣功と、夜の酒」であることは有名です（笑）。からだに良い食材を吟味することもたいせつですが、「美味しい！」というときめきがあれば、食材に多少の不利な点があっても、十分にそれを補ってくれるように思いますね。

帯津　「ときめき」が「いのちのエネルギー」を高めてくれるという、いいお手本が、五木寛之さんです。髪の量といい、肌の艶《つや》といい、会うたびにまたひと回り人間が大きくなられたなぁ、と感じるんです。とても八十歳には見えません。大好きな「親鸞《しんらん》」の小説を書いている時などは、もう嬉しくてしょうがない、という氣持ちで書いていることが、文章を読んでいると伝わってきますから、その「ときめき」が若さの秘訣なんでしょうね。ある時、加島祥造さんに、ときめきの話をしたら「そりゃあ、なんたって女だよ」と、すぐに返ってきたので驚きましたが（笑）、やはりいつまでもときめきを持って生きている人は魅力的です。

鳴海　「いのちのエネルギー」を高め続けるためにも、こころときめく機会をなるべく多く持つことがたいせつですね。もともと興味や関心があったことの他にも、カルチャーセンターの短期講座に参加してみたり、家族や友人の趣味に付き合ってみたりすることで、意外なところに「ときめき」のきっかけが見つかることもあるようです。新しく何かを始めることは、心身への良い刺激にもなりますから、今までの枠に捉われずに、様々な機会を積極的に活用したいものですね。

養生は大局観をもってすべし

鳴海　養生法には、食養生や、氣功、呼吸法など、様々な方法があると思いますが、「ときめき」が「いのちのエネルギーを高める」ということを考えると、どんな養生法に取り組む際にも、こころの持ち方がとても重要なのではないかと思います。

帯津　そうですね。いくらからだに良いといわれるものを食べても、ストレスを抱えていては消化器官が満足にはたらかないでしょうし、何より「美味しい！」という「ときめき」が湧きません。鳴海さんが本書で何度も説明してくれているように、せっかくの養生法も、こころがのびやかになっていなければ　その真価を発揮できないのです。例えば、断食とか少食も養生法の一つですが、同じ「食べない」という行為でも、「健康に良いから」と思って食べないのと、「食べたくても食べられない」という状況下で食べられないのとでは、からだに表れる結果がまったく違ってきます。こころの持ち方が、からだの状態を大きく左右している、ということがよくわかりますよね。

鳴海　こころの持ち方と同様に、考え方の視点を少し広げてみる、ということもたいせつなのではないでしょうか。少食の効用を説き、食事療法の大家としても知られた甲田光雄先生は、「万物のいのちをたいせつにするのは少食がいちばんだ」という確固たる信念をお持ちだったようです。断食や少食、菜食なども、自分だけの養生のため、という考えから、もう少し大きな視点で考えてみると、その養生法にものびやかな氣持ちで取り組むことができそうです。

帯津　おっしゃるとおりですね。考え方が「自分だけ」から、もっと大きく広がった時に、免疫力や自然治癒力も向上することがわかっています。私の病院では、過去に当院でなんらかの治療を受けた方が中心となっている「患者の会」というものがあります。幹部の方は、がんになってからもう十年以上経った人が多いのですが、「ほぼ再発の心配がない」という自信がある人ばかりですから、その自信を持って、ボランティアで現在の患者さんのよろず相談を受けたり、氣功の指導をしてくれているわけです。こうした方々にお話を聴くと、他人のために尽くすことで、自分の免疫力も上がっていることが実感できるというんですね。実際に、皆さん顔色も良く、肌も艶々していて、じつに活き活きとしています。誰かを思いやることが、お互いの免疫力と自然治癒力を向上させているというのは、本当に素晴らしいことだと思います。良い循環がどんどんできていくわけですからね。また、そうした方々が集まっている「患者の会」は、うちの病院の「場」のエネルギーを非常に高めてくれている、とてもありがたい存在でもあるんです。

鳴海　誰かのために、というのびやかな想いが、いっそう「いのちのエネルギー」を高めてくれるのでしょうね。そういった方々が集まっている「場」にいるだけでも元氣になりそうです。

帯津　いい「場」に身を置くと、人は元氣になりますし、人のエネルギーが高まることで、その「場」のエネルギーも高まりますから、とても良い循環ができてきます。じつは、一人ひとりがそうした意識を持つことによって、地域や国、地球全体という「場」のエネルギーを高めることができるんじゃないだろうか、という遠大な計画からスタートしたのが、二〇〇〇年につくった『「場」の養生塾』なんです。最近は地震や津波、豪雨などの天災が昔に比べてとても多いようですし、世界の各地では今も紛争が絶えません。これは、地球という「場」のエネルギーが落ちているから、と考えることもできると思うんです。現在、北海道から沖縄まで、二十カ所の塾ができていますが、こうした動きが広がることで、少しでも「場」のエネルギーが高まってくれたらいいなぁ、と思います。

鳴海　『「場」の養生塾』は私も参加させていただきましたが、大勢で行う氣功にはいっそう「場」のエネルギーを高めてくれる効果があることを実感しました。「いのちのエネルギー」を高めようとする一人ひとりのこころが、大きな流れを創り上げていくことがイメージできますね。

帯津　人間は、自然界という大いなる生命の循環の中で生かされている存在ですから、養生法を行う際にも、少し視点を広げた「大局観」を持っていることで、こころがとてものびやかになります。のびやかなこころで行う養生法は、いっそう「いのちのエネルギー」を高めてくれるでしょう。

鳴海　「養生は大局観をもってすべし」ということですね。

帯津　鳴海さんが本書で紹介している養生法も、間違いなく「いのちのエネルギー」を高めてくれます。まずは一つからでも、皆さんのライフスタイルに合ったものを実践してみてほしいですね。一人ひとりの「いのちのエネルギー」を高めることが、家庭や地域、そして地球全体の養生にもつながっていくのですから。

あとがき

私が初めて健康についての本を読み、実際に試して感動を覚えたのは、今から約四半世紀（約二十五年）前のことです。

当時、腰痛で悩んでいた曾祖母（ひいばあちゃん）が「ずいぶん楽になったよ」と、とても喜んでくれたことから、「もっと喜んでもらいたい」という想いで様々な健康法を学び始めたことが、この道へ入ったきっかけとなりました。

こころとからだの健康について、私なりに試行錯誤を重ねながら辿り着いた今のところの結論は「自然の摂理に適った生活」の中で、「こころとからだの声を素直に聴くこと」が大切だということです。

本書では、こうした観点に基づき、先人たちが遺してくれた智恵や、自然が教えてくれる摂理を、私の体験上からの解釈を加えて紹介させていただきました。

本書で述べた養生法は、どれか一つでも実践していただくことで、次第に「自然の摂理」に適うような生活へと導いてくれる案内役のようなものです。

こころとからだの健康に、本書が少しでもお役に立てましたら、これほど嬉しいことはありません。自分のこころとからだの声に耳を傾けて、一緒に一歩ずつ養生の正道を歩んでまいりましょう。

最後までお読みいただき、本当にどうもありがとうございました。

また、本書の作成にあたって、十年来のお付き合い、ご指導をいただいております帯津三敬病院・名誉院長の帯津良一先生に監修・対談をご快諾いただきましたこと、表紙に素晴らしい作品をご提供いただきましたはせくらみゆき様、出版のご縁を繋いでくださった山本さゆり様、編集を担当してくださった原田英子様、ワニプラス社長・佐藤俊彦様、ご関係者の皆様に多大なるご協力をいただきましたことに、あらためて感謝申し上げます。

またいつも支えてくれている家族とスタッフの皆さんに、この場を借りてあらためて感謝します。本当にいつもどうもありがとう。

貴重なご縁に、こころからの感謝を込めて。

二〇一二年秋の日に

鳴海　周平

『生命活力の哲学』（おおいみつる著・春秋社刊）
『聖書』（日本聖書刊行会刊）
『生命の實相』（谷口雅春著・日本教文社刊）
『粗食のすすめ』（幕内秀夫著・東洋経済新報社刊）
『タオ　老子』（加島祥造著・筑摩書房刊）
『竹資源』（清岡高敏著・マネジメント社刊）
『〈達者な死に方〉練習帖』（帯津良一著・文藝春秋刊）
『「食べる力」を鍛えてピンピン元気』（斎藤一郎著・東洋経済新報社刊）
『魂の癒し体の癒し』（帯津良一著・海竜社刊）
『鳥は飛ばねばならぬ』（坂村真民著・ぱるす出版刊）
『中村天風の言葉』（神渡良平著・致知出版社刊）
『「長生き人生」の優先順位』（日野原重明著・講談社刊）
『なぜ、「これ」は健康にいいのか？』（小林弘幸著・サンマーク出版刊）
『脳が若返る 30 の方法』（米山公啓著・中経出版刊）
『発酵食品の大研究』（小泉武夫著・PHP 研究所刊）
『人の哀しみがわかる医者になってほしい』（帯津良一著・イースト・プレス刊）
『100 歳「元気生活」のススメ』（日野原重明・三浦敬三著・祥伝社刊）
『100 歳すぎてもスゴイ生きる力』（志茂田景樹著・KIBA BOOK 刊）
『100%幸せな 1%の人々』（小林正観著・中経出版刊）
『船井論語』（船井幸雄述・中島孝志著・ダイヤモンド社刊）
『ブルーゾーン』（ダン・ビュイトナー著・ディスカヴァー・トゥエンティワン刊）
『ぶんぶん通信』（エヌ・ピュア刊）
『星澤幸子のげんき元気』（星澤幸子著・北海道新聞社刊）
『ボケない 100 歳 2309 人がやっていること』（白澤卓二著・アスコム刊）
『「見えない力」で健康になる』（川嶋朗著・サンマーク出版刊）
『みんなほとけの子』（ひろさちや著・すずき出版刊）
『免疫学問答』（安保徹・無能唱元著・河出書房新社刊）
『湯川れい子のスピリチュアル生活　七曜日の恵み』（湯川れい子著・海竜社刊）
『よくわかる東洋医学』（平馬直樹・瀬尾港二・稲田恵子監修・池田書店刊）
『リンゴが教えてくれたこと』（木村秋則著・日本経済新聞出版社刊）
『笑いと食と健康と』（昇幹夫著・芽ばえ社刊）

【参考文献】

『アイムパーフェクト！』（はせくらみゆき著・経済界刊）
『朝の「二度寝」でストレスが消える！」』（坪田聡著・かんき出版刊）
『歩くとなぜいいか？』（大島清著・新講社刊）
『いい加減力』（竹村健一著・太陽企画出版刊）
『医者と薬に頼らない病気の「本当の治し方」』（世古口裕司著・現代書林刊）
『医者以前の健康の常識』（平石貴久著・講談社刊）
『運命を拓く』（中村天風著・講談社刊）
『風邪の効用』（野口春哉著・ちくま文庫）
『体がよろこぶ！旬の食材カレンダー』（まめこ著・サンクチュアリ出版刊）
『からだは宇宙のメッセージ』（青木宏之著・地湧社刊）
『「気」の日本人』（立川昭著・綜合社刊）
『気の人間学』（矢山利彦著・ビジネス社刊）
『きょう一日。』（五木寛之著・徳間書店刊）
『「空腹」が人を健康にする』（南雲吉則著・サンマーク出版刊）
『「健康食」のウソ』（幕内秀夫著・PHP 新書刊）
『健康問答』（五木寛之・帯津良一著・平凡社刊）
『呼吸の本』（谷川俊太郎・加藤俊朗著・サンガ刊）
『心と体にいい話 108 選』（山本敏幸著・中西出版刊）
『心と脳を元気にする 70 の法則』（倉本英雄著・致知出版社刊）
『心に響いた珠玉のことば』（小林正観著・KK ベストセラーズ刊）
『心を静める』（藤平信一著・幻冬舎刊）
『五〇歳から貝原益軒になる』（山崎光夫著・講談社刊）
『最新医学常識 99』（池谷敏郎著・祥伝社刊）
『幸せな子育てを見つける本』（はせくらみゆき著・ほんの木刊）
『しあわせへの気づき』（五日市剛著・とやの健康ヴィレッジ刊）
『自然なからだ自由なこころ』（青木宏之著・春秋社刊）
『生死問答』（五木寛之・帯津良一著・平凡社刊）
『食は運命を左右する』（水野南北著・たまいらぼ出版刊）
『上手に生きる養生訓』（平野繁生著・日本実業出版社刊）
『ストレスすっきり!!脳活習慣』（有田秀穂著・徳間書店刊）

鳴海周平（なるみ しゅうへい）

1971年、北海道生まれ。札幌光星高校卒。現在、㈱エヌ・ピュア代表として、こころとからだを癒す本物商品の開発・普及にあたる傍ら、心身の健康に関する情報を各種情報誌への連載やラジオ番組、Webを通して発信中。

鳴海周平オフィシャルサイト：http://narumi-shuhei.com/

帯津良一（おびつ りょういち）

日本ホリスティック医学協会会長／日本ホメオパシー医学会理事長。

1961年、東京大学医学部卒業。東京大学医学部第三外科、都立駒込病院外科医長を経て、1982年、帯津三敬病院開設。現在は名誉院長。西洋医学に、中医学やホメオパシーなどの代替療法を取り入れ、ホリスティック医学の確立を目指している。著書多数。

[編集スタッフ]
●デザイン・DTP　梶原浩介（ノアズブックス）●撮影　高橋聖人
●カバーイラストレーション　はせくらみゆき　●編集協力　原田英子

健康の基本
心と体を健康にするカンタン習慣63

2012年11月25日　初版発行
2013年 3 月20日　第3版発行

著者　鳴海 周平

監修者　帯津 良一

発行者　佐藤 俊彦

発行所　株式会社ワニ・プラス
〒150-8482　東京都渋谷区恵比寿4-4-9　えびす大黒ビル7F
電話　03-5449-2171（編集）

発売　株式会社ワニブックス
〒150-8482　東京都渋谷区恵比寿4-4-9　えびす大黒ビル
電話　03-5449-2711（代表）

印刷所　大日本印刷株式会社

本書の無断転写、複製、転載を禁じます。落丁、乱丁本は(株)ワニブックス宛にお送りください。送料小社負担にてお取替えいたします。ただし、古書店で購入したものについてはお取替えできません。
©Shuhei Narumi 2012　Printed in Japan　ISBN978-4-8470-9119-3